Klaus Oberbeil

10 Jahre jünger in 30 Tagen

W0210697

Klaus Oberbeil

10 Jahre jünger in 30 Tagen

99 Geheimnisse für
Jugend, Schönheit und Gesundheit

Verlag Gesundheit

Inhalt

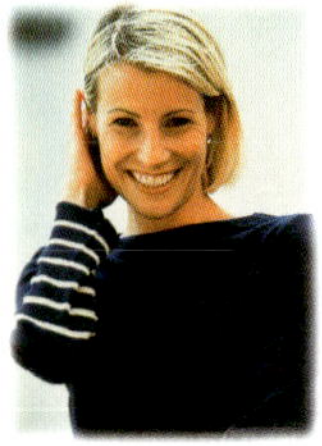

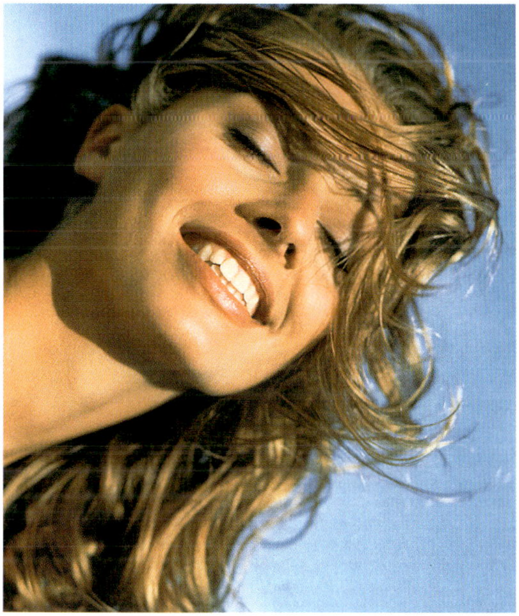

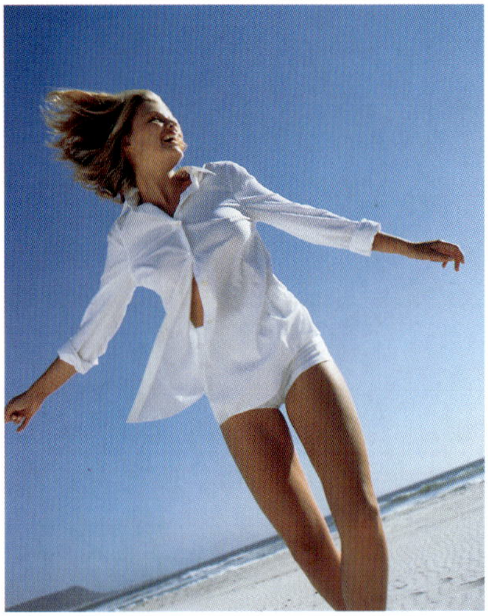

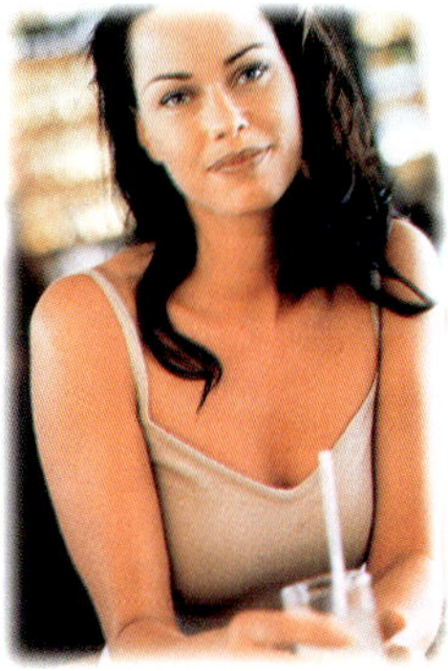

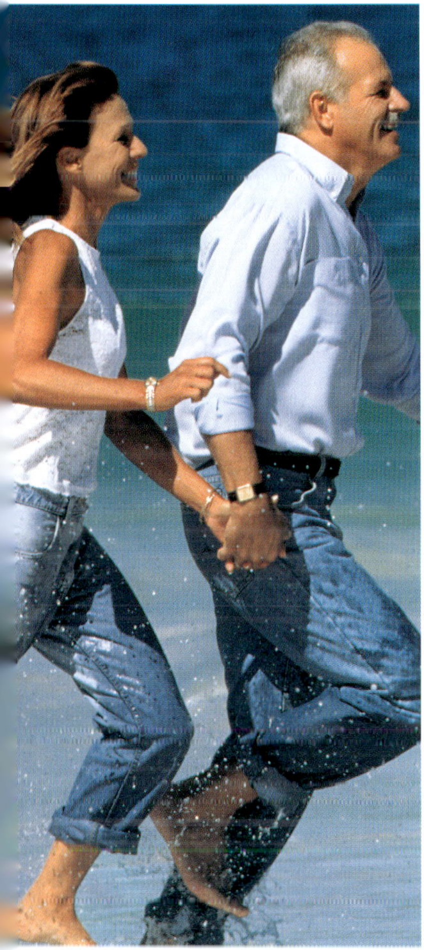

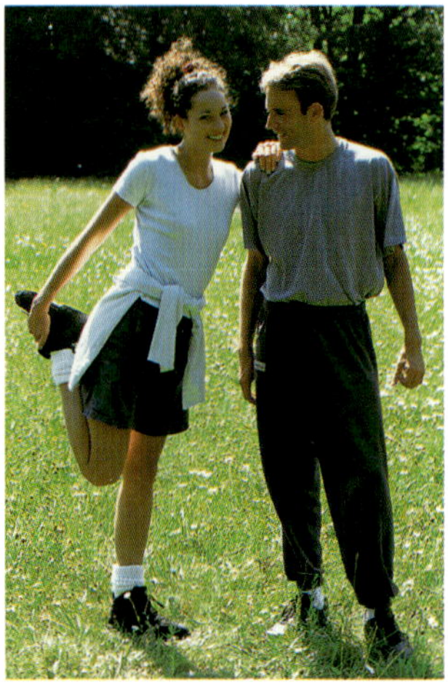

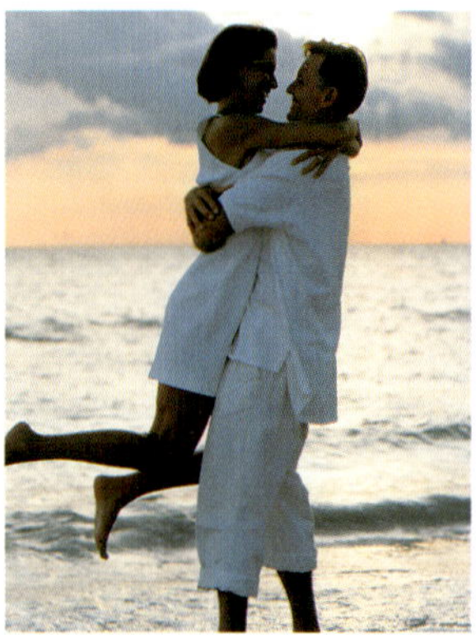

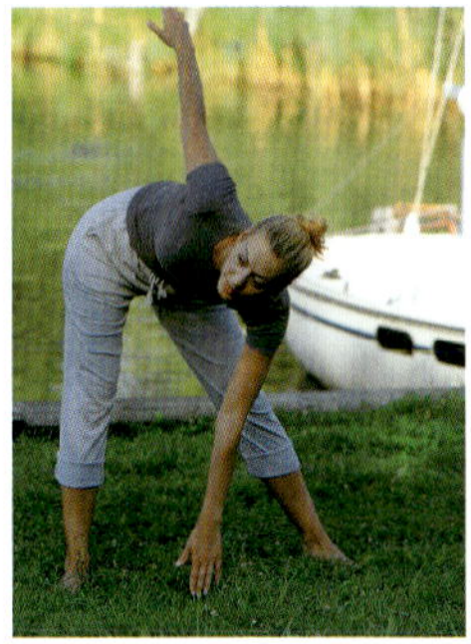

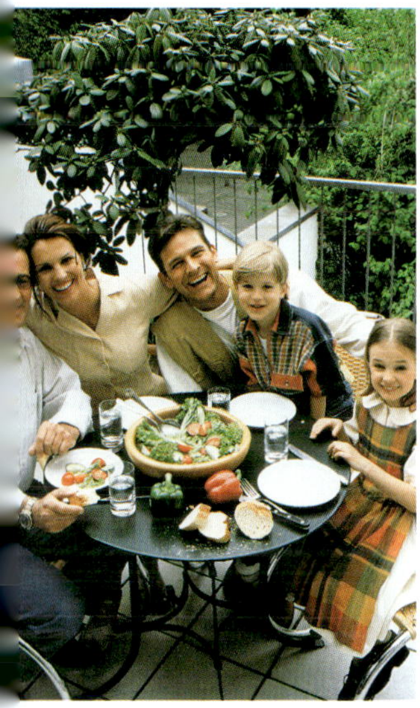

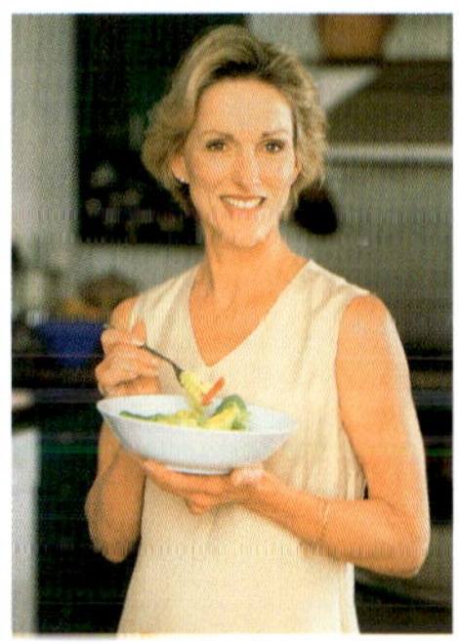

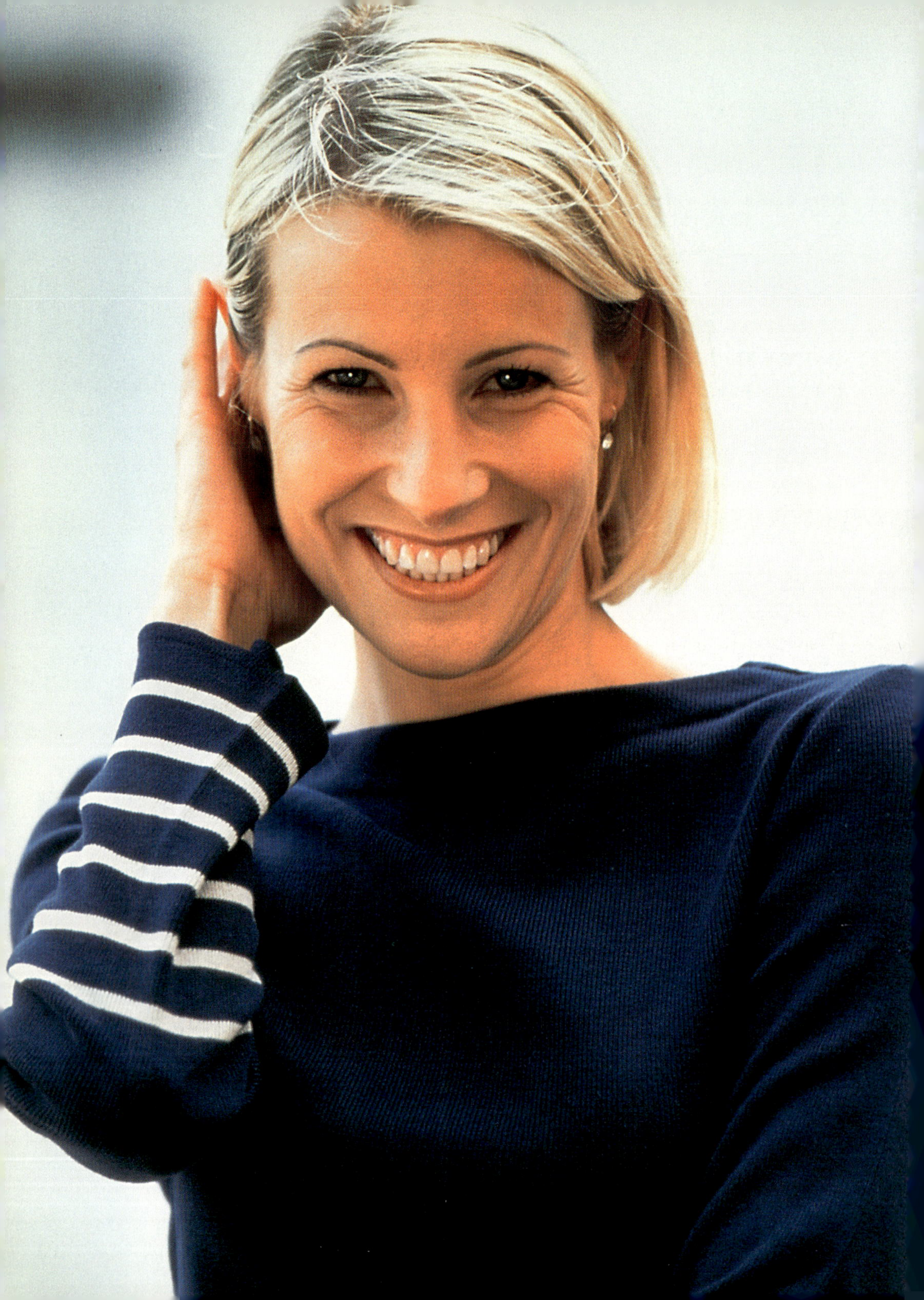

Vorwort

Es ist so leicht, sich Jugendlichkeit und Schönheit zu bewahren

Stellen Sie sich vielleicht manchmal morgens vor den Spiegel und mögen sich überhaupt nicht: Da ein paar neue Falten im Gesicht und irgendwie wird der Bauch immer dicker? Ja, ein wenig geraten Sie auch außer Atem neuerdings, wenn Sie ein paar Treppen steigen müssen. Auch hat Ihr Arzt angedeutet, dass Sie gesünder leben sollten. Sie haben sich vielleicht leicht beschämt gefühlt oder auch etwas rebelliert, schließlich sind Sie doch erwachsen und wissen selbst am Besten ... Ja, wissen Sie wirklich, was für Sie, für Ihre Gesundheit am Besten ist? Und ist da nicht manchmal dieses leise Unbehagen über all die schlechten Gewohnheiten, die sich so im Laufe der Jahre eingeschlichen haben? Und dann denken Sie so vor dem Spiegel, ja man müsste eigentlich etwas ändern. Gesünder leben, neue Pläne machen, das Leben mehr genießen.

Aber wie? Würden Sie nun den Telefonhörer ergreifen und Ihre Freunde anrufen, dann hätte sicher ein jeder von ihnen tausend gute Ratschläge parat, nur warum funktionieren diese wundervollen Ideen denn bei denen, die damit so freigebig sind, meist selber nicht? Auch Ihr Arzt hat wenig Zeit heutzutage und mehr als mit ein paar mehr oder weniger freundlich gemurmelten Weisungen – bei manchen klingt es immer noch verdächtig nach preußischem Unteroffizier – kann er Ihnen auch nicht weiterhelfen, schließlich warten draußen im Wartezimmer noch andere Patienten. Möglicherweise würden Sie auch überhaupt nicht zum Arzt gehen, schließlich arbeiten Sie viel und lange und dann ist da noch Ihre Familie, eine Menge Verpflichtungen. Trotzdem möchten Sie, dass es so nicht weitergeht.

Und dann sind Sie über dieses Buch gestolpert, es liegt jetzt hoffnungsverheißend vor Ihnen. Seien wir ehrlich, Wunder verbergen sich nicht auf den folgenden Seiten, aber eine große Zahl interessanter Tatsachen und Anregungen, die Ihnen helfen könnten, Ihre Lebensgewohnheiten zu verbessern. Ohne dass Sie sich dabei belehrt vorkommen müssen, denn hier wird versucht, die Zusammenhänge zwischen den Vorgängen in unserem Körper und unserer Lebensweise aufzuzeigen.

Von Natur aus ist in jeden von uns ein genetisches Schlank-und-jung-Programm fest einprogrammiert. Etwa die Hälfte der aktiven Gene im Zellkern unserer rund 70 Billionen Körperzellen arbeitet rund um die Uhr unermüdlich an der Reparatur und Verjüngung der Zellen. Nur gesunde Zellen garantieren kräftige Zähne, strahlende Augen mit hoher Sehkraft, ein attraktives Äußeres, Vitalität und Jugendlichkeit.

Es lohnt sich zu schauen, wie Pflanzen und Tiere ihr genetisches Potenzial ausnutzen.

Pflanzen und Wildtiere nutzen ihr genetisches Potenzial besser. Sie ernähren sich physiologisch gesund und halten sich in ihrer Existenz und Lebensweise exakt an die ihnen vorgegebenen genetischen Regeln. Eine Pflanze würde niemals Cola trinken, wenn man ihre Wurzeln damit tränkt. Und ein Leopard würde nach dem Stress der Jagd niemals auf sein erholsames Nickerchen in der Astgabel verzichten. Ein Vergissmeinnicht oder eine Ameise leben und verhalten sich entsprechend ihrem evolutionären Programm, das sich im Verlaufe von Tausenden, Hunderttausenden oder Millionen Jahren ausgeprägt hat. Nur die von uns Menschen verursachten Veränderungen ihrer natürlichen Umwelt haben dazu geführt, dass so viele Pflanzen- und Tierarten in den letzten Jahrzehnten ernsthaft in ihrer Existenz bedroht oder gar schon ausgestorben sind.

Die gute Nachricht für uns Menschen: Jeder von uns kann das verheißungsvolle Gebot der Natur befolgen:

In jedem von uns steckt ein jüngerer, vitalerer, gesünderer, schlankerer und glücklicherer Mensch – unauslöschlich eingemeißelt in das genetische Programm unseres Phänotyps. Wir müssen diesen Menschen nur wecken.
Sicher können und wollen wir nicht in die Höhlen unserer Vorfahren zurück, es gibt in Mitteleuropa einfach zu wenige davon. Trotzdem können wir lernen, uns wieder zu entdecken, den Zivilisationsmüll beiseite zu kehren, versuchen, zwischen unserer Lebensweise und von der Evolution entwickelten biologischen Mustern einen Ausgleich zu finden. Die Arbeit der Biologen, Chemiker und Mediziner kann uns dabei ungeheuer behilflich sein, denn sie finden täglich neue Puzzlesteinchen, um das Wissen um uns Menschen zu vervollständigen. Aber was nützen diese Erkenntnisse, wenn sie als Forschungsberichte in Bibliotheken verstauben? Wir leben am Beginn eines neuen Jahrhunderts, ja eines neuen Jahrtausends, noch nie hatte der einzelne Mensch so viel Freiheit, mit seinem Leben zu tun und zu lassen, was ihm gefällt. Doch einfacher ist unsere Existenz dadurch bestimmt nicht geworden. Ein Grund mehr, mit sich selber rücksichtsvoll und verantwortungsbewusst umzugehen. Aber man kann ja um Rat fragen, das ungeheure Wissen, welches angehäuft wurde, nutzen. Nur die eigenen Gewohnheiten, die müssen Sie schon selber ändern.
Befolgen Sie ganz einfach die 99 Geheimnisse in diesem Buch. Möglicherweise fühlen sie sich bereits nach 48 Stunden besser. Nach nur 30 Tagen haben Sie vielleicht das Gefühl, ein völlig neues, erfüllteres Leben zu beginnen. Sie brauchen lediglich Ihre 70 Billionen Körperzellen gesund und glücklich zu machen. Dann werden Sie es automatisch auch selbst.

Befolgen Sie einfach die 99 Geheimnisse in diesem Buch – und Sie werden sich bald besser fühlen.

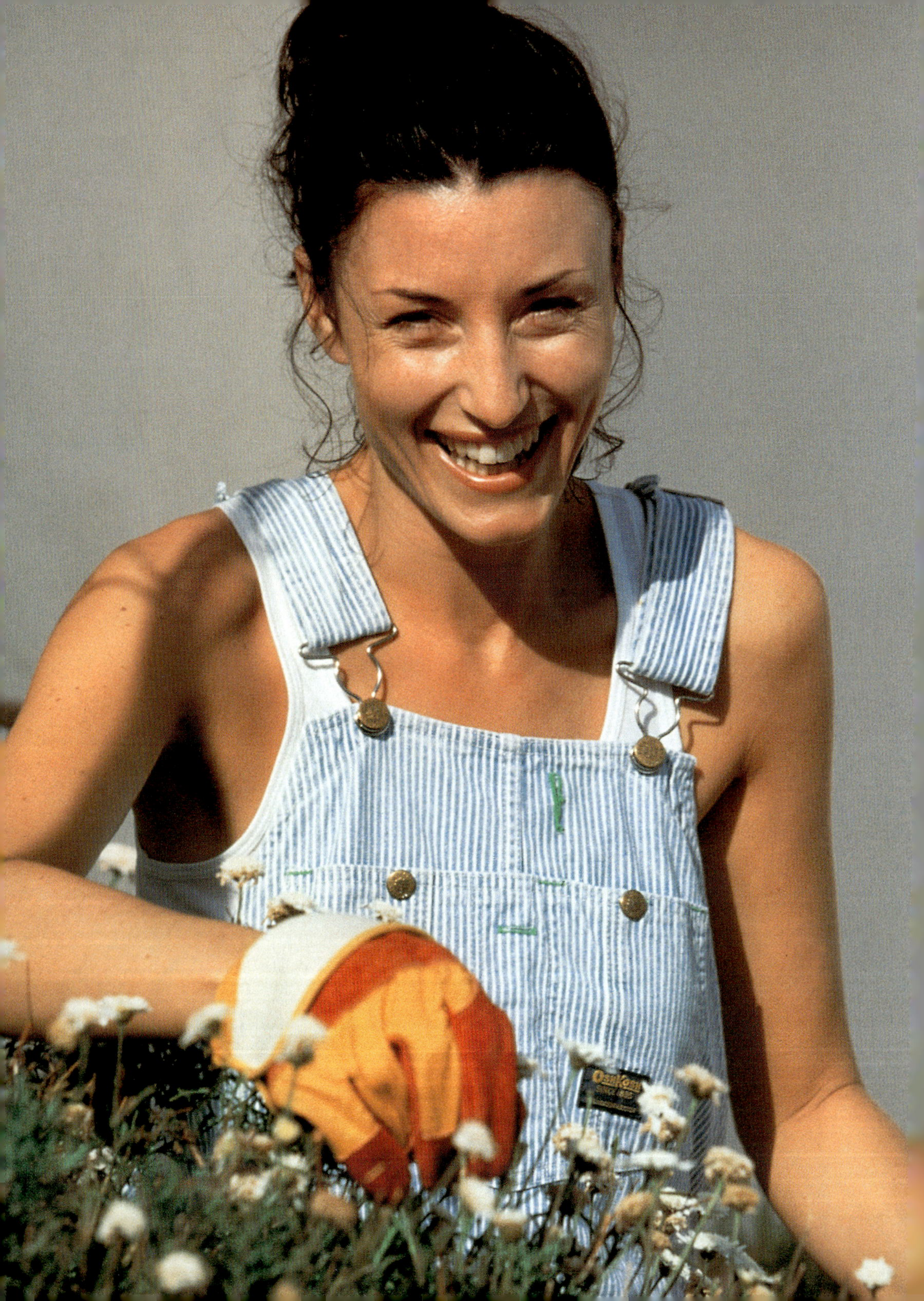

10 Geheimnisse für ein jugendliches Bindegewebe

Es ist nicht immer ein Hautproblem

Manchen Problemen steht die Medizin immer noch recht machtlos gegenüber, es scheint einfach kein Kraut gewachsen gegen die Falten, Runzeln, Krähenfüße im Gesicht, gegen die welke Haut an Hals, Brust oder Bauch, oder die hässliche Cellulite an Po und Oberschenkeln. Und die meisten Cremes und Wundersalben der Kosmetikindustrie sorgen eher für Ebbe in Ihrem Portemonnaie, als dass sie die verheißenen Wunder bewirken.

Probleme mit schlaffer Haut sind zumeist Kollagenprobleme.

Doch in nahezu all diesen Fällen ist gar nicht mal die Haut selbst das Problem. Ihr fehlt oft lediglich das polsternde, glättende, festigende Kollagen. Wenn dieser Bindegewebsbestandteil neu aufgebaut wird, gewinnt auch die Haut ihre jugendliche Schönheit zu einem großen Teil zurück. Dies kann einige Wochen dauern, vielleicht auch nur wenige Tage. Wir wissen ja selbst, dass wir mal älter, mal jünger aussehen – meist als unmittelbare Folge von massivem Stress oder erholsamem Schlaf, Beweis für die Regenerationskräfte in unserem Körper. Weshalb aber verändert sich unser Erscheinungsbild so häufig, nicht selten innerhalb von Stunden? Warum gehen wir manchmal mit welkem, faltenreichen Gesicht zu Bett und stehen morgens mit geglätteter Haut vor dem Badezimmerspiegel?

Ganz einfach deshalb, weil unser Bindegewebe im Schlaf regeneriert und verjüngt wurde. Die Oberhaut selbst mag unverändert geblieben sein, doch schon einen halben Millimeter unter dieser Epidermis haben sich Kollagen und kräftigende Elastinfasern unter Mithilfe von Billiarden und Aberbilliarden fleißiger Enzym-Heinzelmännchen neu und kraftvoll aufgebaut.

Geheimnis Nr. 1

Ein angegriffenes Bindegewebe lässt uns älter erscheinen, als wir eigentlich sind.

Wenn Ihr Bindegewebe dringend Hilfe braucht

Wer für genug Entspannung und Erholung sorgt, bleibt länger jung.

In unserem Körper gibt es acht verschiedene Arten von Kollagen, für Knochen, Organe, Haut, Blutgefäße usw., doch es wird jeweils auf dieselbe Art und Weise entweder geschwächt oder repariert. Wir dürfen nicht außer Acht lassen, dass unser Bindegewebe im Laufe des Tags unablässig beansprucht wird – durch Arbeit, Sitzen, Stehen, Gehen. Das eigentlich ungeheuer widerstandsfähige Netzwerk kräftiger Protein-Moleküle und verknüpfender Elastin-Fasern dehnt und schwächt sich so im Laufe der Jahre.

Wir dürfen auch nicht vergessen, dass unsere Urahnen weder acht oder mehr Stunden lang in oft ungesunder Haltung gearbeitet noch sich ständig in geschlossenen Räumen aufgehalten haben. Die Nahrungssuche der Sammler und Jäger war mit ständiger Bewegung verbunden, doch beanspruchte sie viel weniger Zeit, als wir in der Regel annehmen (davon sind Anthropologen überzeugt). Die restliche Zeit lagen sie im Gras, schliefen, spielten oder scherzten mit den Kindern.

Mehr und mehr gelingt es den Wissenschaftlern, die Mechanismen zu entschlüsseln, mit deren Hilfe jeder von uns seine biologische Altersuhr anhalten oder sogar zurückdrehen kann – um Monate oder gar etliche Jahre.

Unsere genetische Ausstattung, welche den Stoffwechsel jeder einzelnen Körperzelle managt, entspricht nun aber immer noch dieser Lebensweise. Unser Bindegewebe wünscht sich also ganz dringend dieselben Lebensverhältnisse, wie sie damals herrschten.

Ein großes weiteres Problem besteht in der Tatsache, dass Kollagen nicht nur unser Gewebe stützt und kräftigt, sondern auch 25 Prozent unserer Protein-Reserven stellt. Das bedeutet, dass,

wenn unserem Organismus Aminosäuren fehlen, er sich die kleinsten Eiweißbausteine erbarmungslos aus dem eigenen Bindegewebe holt – vom Hals bis runter zum kleinen Zeh.
Viele Menschen sprechen dann von einem Hautproblem. In Wirklichkeit geht es um eine Kollagenkatastrophe, weil dem Bindegewebe Tag und Nacht, in jeder Stunde, Minute oder Sekunde, Aminosäuren entzogen werden, damit lebenswichtige Funktionen im Körper aufrecht erhalten werden können.
In dem Augenblick, in dem wir einschlafen und unser Muskeltonus erschlafft, fangen für unser Kollagen die Ferien an. In dieser Phase schafft das Blut (bei gesunder Ernährung und nicht zu viel Tagesstress) unermüdlich Eiweißbausteine heran, um das Bindegewebe neu aufzurüsten und zu verjüngen.

Schönheitsschlaf hilft unserem Kollagenhaushalt

Geheimnis Nr. 2

Wenn unserem Organismus Aminosäuren für wichtige Organfunktionen fehlen, wird unser Bindegewebe schnell alt.

Unser Kollagen will uns jung erhalten – oder gar jünger machen

Wenn wir morgens aufstehen, ist unser Bauch fester und flacher, als wenn wir spätabends zum letzten Mal vorm Badezimmerspiegel stehen. Auch unsere Haut, unser Gewebe im Gesicht, am Hals, im Brust- und Bauchbereich fühlen sich straffer an. Je mehr wir den nächtlichen Verjüngungsprozess für unser Bindegewebe unterstützen, desto mehr freuen wir uns über unser Spiegelbild am Morgen.
Von den 20 unterschiedlichen Aminosäuren in unserer täglichen Nahrung sind zwei ganz besonders für das Bindegewebe wichtig: Prolin und Lysin. Billiarden und Aberbilliarden dieser Eiweißbau-

Der Begriff Fibroblasten leitet sich ab von fibra [aus dem Lateinischen für Faser] und -blast [aus dem Griechischen für Spross, Trieb] ab und bezeichnet eine Vorstufe der Fibrozyten, der spindelförmigen Zellen des Bindegewebes.

steine strömen aus dem Darm übers Blut in die Fibroblasten, die bindegewebsbildenden Zellen.
Die unzähligen Fibroblasten sind regelrecht süchtig nach diesen Aminosäuren. Prolin und Lysin sind ihre Lieblingsspeisen – etwa so wie ein verlockendes Tiramisu oder die knusprige Weihnachtsgans für uns. Die Bindegewebszellen saugen diese Eiweißbausteine aus dem Blut und verknüpfen jeweils etwa tausend davon zu einem Protein-Molekül. Dabei entstehen lange Fasern, die ähnlich einzelnen Strängen in einem Seil spiralförmig umeinandergewickelt und anschließend mit anderen solchen Protein-Seilen sehr eng vernetzt werden. Extrem kräftige Elastin-Fasern verweben dieses Geflecht zusätzlich zu dehnfähigem, aber fast unzerreißbarem Kollagen. Dies funktioniert jedoch nur, wenn den Fibroblasten ausreichend Prolin und Lysin zur Verfügung stehen. Menschen, die das Gefühl haben, zu früh zu altern, fehlen sehr häufig

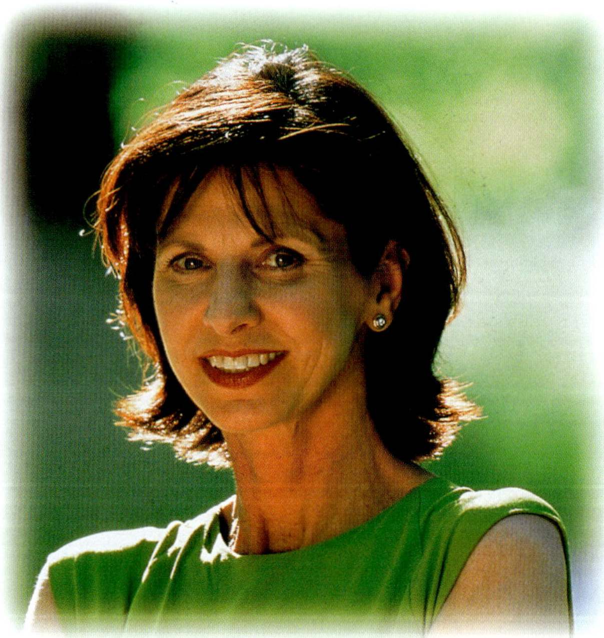

Aminosäuren. Zwar nehmen wir alle Eiweiß ausreichend mit unserer täglichen Nahrung auf. Aber dieses Nahrungseiweiß muss unbedingt in die allerkleinsten Bestandteile, die Aminosäuren, abgebaut werden. Magen und Darm müssen Schwerstarbeit leisten, um z. B. einen Bissen Schweineschnitzel so zu zerlegen und zu zersetzen, dass am Ende nur noch diese mikroskopisch winzigen Aminosäuren übrig bleiben.

Wenn Aminosäuren fehlen, altert man schneller.

Das ist ganz wichtig: Eiweiß zu Aminosäuren abbauen.

Mit zunehmenden Alter produzieren viele Menschen zu wenig Magensäure, die jedoch für die Vorverdauung von Nahrungseiweiß unverzichtbar ist. Nicht umsonst aber hat die Natur die Magensäure eines gesunden Menschen so ätzend-scharf gemacht, dass sie Löcher in einen Teppich brennen würde. Wenn Nahrungseiweiß nicht hundertprozentig abgebaut wird, wandert es in tiefer gelegene Darmabschnitte und beginnt dort zu faulen. Die Folge: Verdauungsstörungen wie Blähungen, Darmkollern, Durchfall, Verstopfung (auch übler Stuhlgeruch). Was aber noch weit schlimmer ist: Unsere Körperzellen sind nicht ausreichend mit Aminosäuren versorgt. Als Folge davon stiehlt der Stoffwechsel diese wertvollen Gerüstbausteine aus dem Bindegewebe.

Deshalb ist es außerordentlich wichtig, für mehr Magensäure zu sorgen. Dies geht ganz einfach: etwa eine oder zwei Minuten vor dem ersten Bissen einer eiweißreichen Hauptmahlzeit den Saft einer halben Zitrone trinken oder einen Esslöffel Apfelessig, mit Wasser oder Mineralwasser verdünnt. Stimuliert durch einen solchen Säurelocker produzieren Magenschleimhautzellen viel Salzsäure. Die wird in den Magensaft abgegeben, der dadurch entsprechend saurer wird.

Schon 90 Minuten später kommt es daraufhin zu einem enormen Zustrom an Aminosäuren ins Körpergewebe, speziell auch

in Bindegewebe bildende Zellen. Jeder kann es am eigenen Leib ausprobieren: Das Bindegewebe hat sich möglicherweise bereits am nächsten Morgen sichtlich erholt. Je schwächer und welker es vorher war, desto spontaner reagiert es auf eine solche Aminosäuren-Jungkur.
Freilich reicht es nicht ganz aus, den Stoffwechsel lediglich mit den Eiweißbausteinen Prolin und Lysin zu versorgen. Ganz so einfach ist es wiederum nicht für unsere Fibroblasten, nachts, wenn wir schlafen, verjüngendes Kollagen zu knüpfen. Unerlässliche Helfer sind dafür Vitamin C und das Spurenelement Zink, beide liefern die notwendigen Enzyme, Kollagen-Heinzelmännchen, die die eigentliche Arbeit leisten.
Zink ist besonders reich in Austern, Leber, Eigelb, rotem Muskelfleisch, Hummer sowie in Getreide wie Weizen, Roggen, Gerste, Hafer, Dinkel oder Buchweizen enthalten. Frisches, säuerliches Obst sowie Gemüse liefern viel Vitamin C. Die Alterung des Bindegewebe beschleunigt also nicht nur bei Aminosäuren-Mangel, sondern ebenso auch durch ein Defizit an Vitamin C und Zink.

Cellulite wird irgendwann ein Problem für fast alle Frauen, egal ob dick oder dünn, also sollte man sich nicht allzu sehr grämen, sondern lieber mit den richtigen Methoden rechtzeitig dagegen etwas unternehmen.

Geheimnis Nr. 3

Hilf deinen Fibroblasten beim nächtlichen Aufbau von Bindegewebe. Sie brauchen Aminosäuren, Vitamin C und Zink.

Das Celluliteproblem

Die so genannte »Orangenhaut« stellt keine Veränderung der Haut dar, sondern ein Bindegewebsproblem. Man kann die Haut an Po und Oberschenkeln massieren, kneten soviel man will, Cremes und Salben hineinreiben, man kann wirklich alles, aber auch alles ausprobieren, was an guten Ratschlägen im Fernsehen

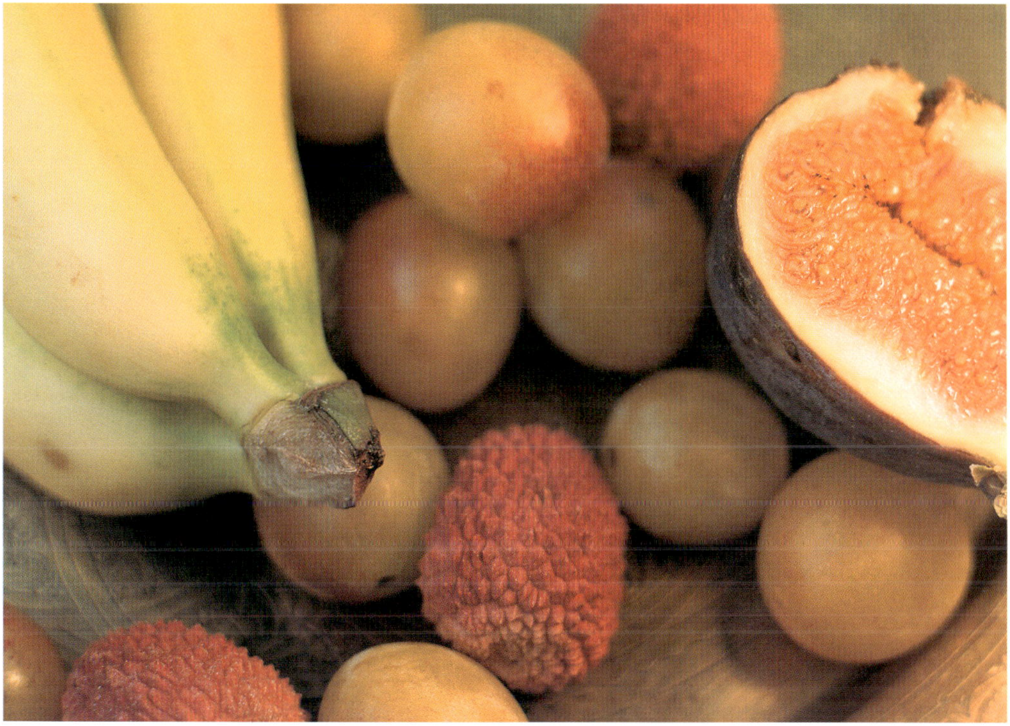

oder in Zeitschriften feilgeboten wird – die Cellulite wird man auf diese Weise höchstwahrscheinlich nicht los.
Dass mit dieser eigentlich ganz harmlosen Erscheinung vor allem Frauen zu kämpfen haben, hat mehrere Gründe. Frauen bauen mehr Fett ins Gewebe ein als Männer. Sie brauchen auch mehr davon, zum Schutz und für die Nahrungsvorsorge des wachsenden Babys. Bei den meisten Frauen ist die Oberhautschicht einerseits dünner als jene von Männern, auch werden ihre Fettzellen in der Dermis (der Hautschicht unterhalb der Epidermis) nur durch sehr dünne Gewebswände voneinander getrennt. Diese Trennwände sind entsprechend schwach und verletzlich, die typischerweise größeren Fettzellen im Bereich von Hüften, Po und Oberschenkeln wirken sich entsprechend verheerend aus. Sie stehen

Vitamine und Mineralien sind wichtige Jungmacher.

aufrecht und entwickeln sich bolzenartig. Je mehr Fett sich in Adipozyten (Fettzellen) hineinquetscht, desto hartnäckiger pressen sich diese Fettbolzen gegen die Oberhaut und drücken diese in winzigen Erhebungen nach außen. In ihrer Gesamtzahl entsteht auf diese Weise die »Orangenhaut«.

Vorsicht! Keine Schlankheitskur gegen Cellulite.

- **Schlankheitskuren oder Abmagerungsdiäten schwächen das Bindegewebe nur zusätzlich. Dadurch baut sich der bolzenartige Druck der Fettzellen von innen auf die Oberhaut noch mehr auf.**
- **Der erste und wichtigste Schritt beim Abbau von Cellulite ist die Stärkung und Kräftigung des Bindegewebes.**
- **Erst der zweite Schritt ist der Abbau von Körperfett. Wie dies funktioniert, lesen Sie weiter unten in diesem Buch.**

Geheimnis Nr. 4

Die Cellulitesymptome lassen nach, wenn das Bindegewebe gekräftigt wird.

Das Raucher-Dilemma

Zugegeben, so einem eingefleischten Raucher mag es schwer fallen, die garantiert allerletzte Zigarette im Aschenbecher auszudrücken. Es erscheint schon schwierig genug, von 20 Glimmstängeln pro Tag auf zehn herunterzukommen oder von zehn auf vier oder fünf. Manche Leute stehen von früh bis spät unter Dauerstress – Probleme mit Kindern, Konflikte mit dem Partner, am Arbeitsplatz nichts als Hektik, dazu der Haushalt ... Warum soll man sich da nicht ein paar Zigaretten am Tag leisten dürfen?
Gesund ist Rauchen überhaupt nicht, sagen die Ärzte. Sie haben natürlich Recht. Rauchen ist nicht nur körperliche Sucht, sondern

auch eine mentale. »Macht den Alltagsstress erträglicher«, erklärt so mancher Zeitgenosse.
Zigaretten sind ganz und gar ungesund, sowohl in Bezug auf ihre körperliche oder seelische Verführung. Sie sind Nährstoffräuber, jede Zigarette klaut dem Körper 25 Milligramm Vitamin C, weil die Giftstoffe Nikotin, Teer und Kohlendioxid vom Immunsystem neutralisiert werden müssen. Zigaretten sind Gift, reines Gift. Wenn Zigaretten gesund wären, hätte die Natur sie schon längst an Bäumen und in Wiesen wachsen lassen. Füchse, Rehe, Adler oder Elefanten würden meilenweit für eine Camel gehen oder fliegen.
Doch trotz der unbestrittenen Tatsache, dass Rauchen schädlich ist, gibt es doch Millionen Zigarettenfans, viele davon Kettenraucher.
Wir wissen nun, dass Vitamin C unerlässlich für gesundes Bindegewebe ist. Es verwundert deshalb nicht, dass Raucher manchmal viele feine Fältchen über der Oberlippe oder auch unter den Augen (als Krähenfüße) entwickeln. Der Grund: Das Immunsystem beansprucht viel aus dem in der Nahrung enthaltenen Vitamin C, um Giftstoffe zu neutralisieren. Dadurch fehlt dem Kollagen der wichtige Enzym-Spender für verjüngenden Neuaufbau.
Deshalb ist es sehr wichtig, dass Raucher auf besonders hohe Zufuhr von Vitamin C achten. Ideal: den Tag mit Obstsalat beginnen. Banane, Kiwi, halber Apfel, alles kleingeschnitten, ein Esslöffel Sonnenblumenkerne und etwas Joghurt darüber – fertig ist das raucherfreundliche Frühstück. Tagsüber immer wieder mal frisches Obst oder ein Glas selbst gepressten Fruchtsaft. Wenn das Bindegewebe reden könnte, würde es sich begeistert bedanken und die Haut zur Belohnung schön sanft und glatt polstern.

Wenn Sie Ihren Saft nicht selbst auspressen, dann trinken Sie Direktsäfte, die nicht aus Konzentraten zurückverdünnt worden sind.

Hilfreiche Tricks, um sich das Rauchen abzugewöhnen:

Rauchen ist antrainiertes Verhalten, es kann also auch wieder »verlernt« werden. Das funktioniert bei jedem anders und klappt nur selten schon beim ersten Versuch. Man muss es nur

immer wieder versuchen. Es gibt verschiedene Hilfen für Ihren heroischen Versuch: Nikotinpflaster, Akupunktur, Hypnose usw. All dies funktioniert aber nur, wenn Sie auch wirklich mit dem Rauchen aufhören wollen.
Bereiten Sie sich auf Ihren Versuch vor. Stellen Sie fest, wann und warum Sie rauchen.
Stellen Sie ein Liste mit den jeweiligen Vorteilen für das Rauchen und für das Nichtrauchen auf. Rechnen Sie sich die Kosten aus, die Ihre Sucht Ihnen verursacht: die Ausgaben für Zigaretten, die gesundheitlichen Einschränkungen, die unangenehmen Folgen, wie gelblich verfärbte Haut, der einem ständig anhaftende Geruch nach Zigarettenqualm, der soziale Druck, der Verlust eines guten Teils des Geruchs- und Geschmackssinns usw.
Überlegen Sie sich Alternativen für alle Rituale, die unweigerlich mit einer Zigarette verbunden sind. Wenn die Zigarette beispielsweise bislang der beste Grund für eine Pause war, dann versuchen Sie andere Methoden, sich zwischendurch bei der Arbeit zu entspannen. Stehen Sie auf, holen Sie sich etwas zu trinken, lüften Sie Ihr Büro und stellen Sie sich dabei ein paar Minuten ans offene Fenster und machen ein paar Entspannungsübungen. Wer sowieso in eine Raucherecke verschwinden müsste, kann nun vielleicht ein paar Minuten rausgehen und sich die Beine vertreten.
Wenn Sie das Gefühl haben, dass Sie viel zu stressgeplagt sind, um mit dem Rauchen aufzuhören, dann machen Sie sich klar, dass selbst alle Zigaretten der Welt zusammen keine Lösung dafür sein können. Im Gegenteil, für Ihren Körper bedeutet jede Zigarette ein zusätzliches Problem.
Möglicherweise wollen Sie nicht mit dem Rauchen aufhören, weil Sie Angst haben, danach dick zu werden. Wenn sich Ihr Schokoladenkonsum nicht gleich vervielfacht, besteht die Gefahr eher nicht. Ihren verstärkten Appetit befriedigen Sie am

besten durch gesunde und abwechslungsreiche Kost. Freuen Sie sich über die wiedergewonnene Sensibilität Ihrer Geschmacksnerven. Genießen Sie die Annehmlichkeiten der rauchfreien Existenz: kein Zigarettenrauch, der mehr an Haaren und Gardinen haftet, keine gelbliche Raucherhaut mehr, keine Notwendigkeit, stets und ständig eine Zigarette parat zu haben oder einen Ort zu finden, an dem man sie auch konsu mieren könnte, endlich Schluss mit dem Raucherhusten. Sonnen Sie sich verdientermaßen in der sozialen Anerkennung, die man Ihnen entgegenbringt, weil Sie mit dem Rauchen aufhören. Missgünstige »Noch«-Raucher oder Pessimisten (das schaffst du nie) dagegen ignorieren Sie großzügig, denen werden Sie schließlich beweisen, was eine Harke ist.

Geheimnis Nr. 5

Raucher brauchen viel Vitamin C. Mehrmals täglich frisches Obst oder auch Vitamin-C-Tabletten als Nahrungsergänzung.

Schönheit kommt von innen

Zellforscher wissen es längst: Wer außen schön und jung geblieben ist, ist es auch innen. Wer unter Zahnfleisch- oder Nasenbluten leidet, blutet auch innerlich aus leicht reißbaren Gefäßwänden. Ein häufiger Grund: Die sensiblen Wände von Venen und Arterien sind unterernährt.

Wenn dem inneren Organismus Nährstoffe fehlen, fehlen diese verständlicherweise ebenso dem Gesicht, den Wangen, dem Hals, den Brüsten, dem Bauchgewebe.

Ein Beispiel: Glykosaminoglykane. Eine recht komplizierte Bezeichnung, wie sie eigentlich nur Wissenschaftler erfinden können. Diese Moleküle sind Schönheitsmoleküle. Je mehr wir davon produzieren, desto hübscher sehen wir aus. Glykosaminoglykane können Wasser wie ein Schwamm aufsaugen und speichern – z. B. auch in unserem Kollagen. Ohne Wasser schrumpft das Kollagen und trocknet aus. Da helfen dann auch die typischen Bindegewebs-Aminosäuren oder Vitamin C und Zink auch nicht mehr.

Auch Wasser ist ein wichtiger Baustein für die Schönheit.

Ob dem Bindegewebe Wasser fehlt oder nicht, kann jeder selbst ausprobieren: Kneifen Sie sich die Wange und lassen dann los. Wenn das Gewebe gummiartig in den vorhergegangenen Zustand »zurückspringt«, ist es gesund und enthält ausreichend Wasser.

Alle Kollagen-Fasern sind in Glykosaminoglykane eingebettet. Ohne Benzin ist der Tank eines Autos sinnlos. Nicht anders verhält es sich mit den Glykosaminoglykanen – sie sind ja schließlich so etwas wie winzige, molekülkleine Wassertanks. Sie brauchen deshalb auch Wasser, um dieses kostbare Element zu speichern.

So manch einer klagt über verschrumpelte, ausgetrocknete Haut. Was oft fehlt, ist lediglich Wasser. Auch dem Bindegewebe im Innern des Körpers fehlt dann Wasser. Deshalb sollte man stets ausreichend trinken, selbst wenn man gar keinen Durst hat. Dies gilt insbesondere für Menschen ab dem 40. Lebensjahr. Je älter wir werden, desto mehr Flüssigkeit beansprucht unser Körper und speziell auch das Bindegewebe. Wichtiger Tipp von Experten: viel trinken, Frucht- und Gemüsesäfte (möglichst selbst gepresst), Wasser, Mineralwasser, Kräutertee. Auch Wasser ist ein Nährstoff, einer der elementarsten Verbündeten unseres Bindegewebes.

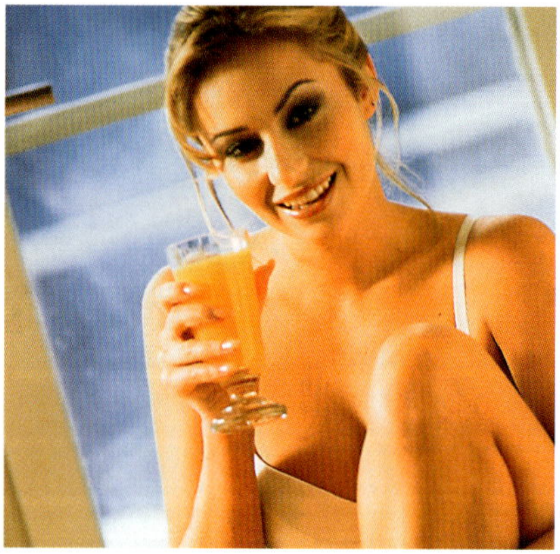

Geheimnis Nr. 6

Mehr trinken. Da freut sich nicht nur das Bindegewebe, sondern der ganze Körper.

Unser Bindegewebe hat Feinde

Die Freien Radikale haben es darauf abgesehen – auf ungesundes, ungeschütztes Kollagen.
Viele Menschen glauben, dass Freie Radikale etwas schrecklich Böses sind, weil sie dies irgendwo gelesen haben. In Wirklichkeit aber sind Freie Radikale aber nichts weiter als bestimmte Atomgruppen oder Bruchstücke von Molekülen in unseren Zellen. Sie besitzen in der unvorstellbar kurzen Zeit ihrer Existenz ein freies ungepaartes Elektron, durch das sie im Allgemeinen sehr reaktionsfähig sind. Wenn sie nun etwas finden, mit dem sie eine neue und stabilere chemische Bindung eingehen können, dann tun sie dies augenblicklich und irreversibel.
In der Natur kreisen nämlich stets Elektronenpaare um Zellkerne, sie balancieren sich gegenseitig aus. Wenn nun ein einzelnes Elektron fehlt (weil es von einem Radikal-Molekül gestohlen wurde), holt sich das geschädigte Molekül das fehlende Elektron einfach beim Nachbarn. Dem Nachbarmolekül fehlt nun das Elektron – und es hält sich wiederum am Nachbarn schadlos. Auf diese Weise kommt es zu einer zerstörerischen Kettenreaktion im Gewebe, ganze Zellkolonien können in kürzester Zeit absterben. Wenn im Herbst ein halbwelkes Blatt vom Baum auf den Boden trudelt, ist ein Teil der Blattfläche noch grün, das Zellgewebe intakt. Doch schon Stunden später ist das ganze Blatt braun oder gelb, verwelkt.
Da haben Freie Radikale im Auftrag der Natur die noch lebendigen Blattzellen ganz abgetötet. Freie Radikale sind sehr aggressive, zerstörerische Substanzen. Sie vernichten alles Verwundbare, so auch geschwächte oder ungeschützte Zellen im Bindegewebe. Wenn sie aber feststellen, dass Kollagenzellen gesund und immungeschützt sind, sind sie überhaupt nicht beleidigt oder enttäuscht. Sie drehen sich dann höchstens gelangweilt um und suchen woanders nach einem Opfer.

Freie Radikale sind sehr zerstörerische Substanzen – sie vernichten geschwächte oder ungeschützte Zellen im Bindegewebe.

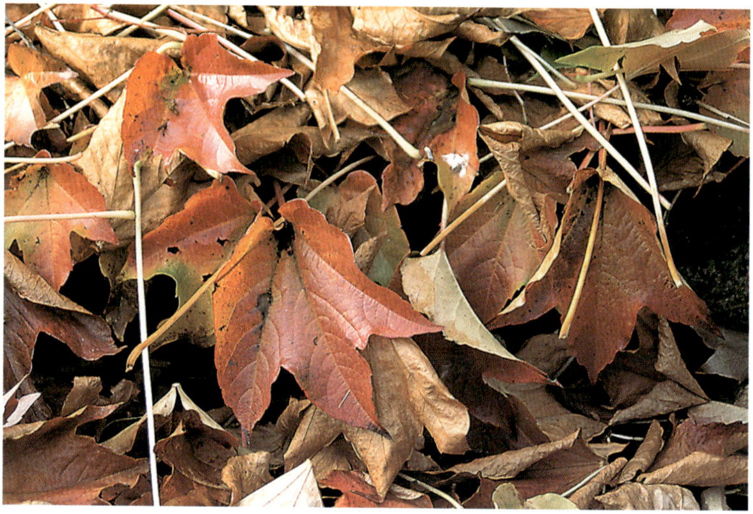

Ein starkes Immunsystem schützt auch vor dem frühzeitigen Altern.

Solange wir unser Bindegewebe mit Hilfe eines starken Immunpanzers schützen, können uns die Freien Radikale nur wenig anhaben. Vier wichtige Substanzen sind es, die dem Immunsystem als Waffen zur Verfügung stehen, die so genannten Anti-Oxidanzien: die Vitamine A, C und E sowie das Spurenelement Selen (als Kernstück eines bedeutenden Immun-Enzyms, der Glutathion-Peroxidase). Vitamin A bzw. dessen Ausgangsstoffe, die Karotene, sind sehr reich in allen grünen, gelben und roten Obst- und Gemüsesorten enthalten. Frisches Obst ist immer eine reiche Quelle von Vitamin C, speziell säuerliche Früchte wie Kiwi, Zitronen, Grapefruit usw. Pflanzenöle enthalten viel Vitamin E, deshalb sollte man sie in der Küche großzügig verwenden (aber nicht erhitzen, sonst entwickeln sie selber massenweise Freie Radikale!). Hohe Konzentrationen an Selen enthalten alle Vollkornprodukte, Naturreis, Pilze, Spargel, Knoblauch, Käse und Eier.
Tipp von Experten: Anti-Oxidanzien als Kombi-Präparat in der Apotheke kaufen, die Packung nach den Einnahmeempfehlungen im Beipackzettel aufbrauchen. So lassen sich der Immunschutz mächtig aufbauen und eventuelle Nährstoffdefizite im Gewebe

ausgleichen. Danach reicht dann eine gesunde Basiskost aus, um den Körper mit diesen »hilfreichen Vier« zu versorgen.

Geheimnis Nr. 7

Das verletzliche Bindegewebe mit den tüchtigen Helfern A, C, E und Selen schützen.

Kollagen braucht Schlaf und Ruhe

Auf welche Weise erholen wir uns eigentlich beim Schlafen? Unser Körper hat jetzt endlich Gelegenheit, sich zu regenerieren. Herzschlag, Puls, Kreislauf funktionieren langsamer, Blutdruck und Hirnwellentätigkeit sinken, gleichzeitig erhöhen Magen und Darm aber mächtig ihre Aktivitäten. Sie liefern erhebliche Mengen an Nährstoffen durch die Darmschleimhaut ins Blut und über diese Transportwege zu den Zellen.

Diese Nährstoffe setzen sich aus Aminosäuren (den Eiweißbausteinen), Mineralien, Spurenelementen, Vitaminen, Fettsäuren, Glukose (der kleinsten Einheit der Kohlenhydrate) und Wasser zusammen. Die Zellen erhalten also Ersatz für alle jene Substanzen, die sie im Laufe des Tages verbraucht haben. Schlaf und Ruhe sind demnach ganz wichtig für die Erneuerung und Verjüngung der Zellen, insbesondere im Bindegewebe, das tagsüber »alt« und nachts wieder »jung« wird.

Es gibt aber auch noch einen anderen Grund, weshalb Ruhe und Schlaf für unser Kollagen so wichtig sind. Auch das Immunsystem kann sich nur im Ruhezustand regenerieren, wird immer dann geschwächt, wenn wir unter Stress stehen. So gesehen sind Bindegewebe und Immunsystem gewissermaßen Leidensgefährten in unserem Körper. Der Schlaf ist eine der genialsten Erfindungen der Natur. Dies betrifft uns Menschen ebenso wie alle Tiere und sogar die Pflanzen.

Seit Anfang des 20. Jahrhunderts hat sich unsere durchschnittliche Schlafzeit um mehr als eine Stunde verringert – eine Folge des Siegeszuges der elektrischen Beleuchtung. So leben wir immer weiter in die Nacht hinein und leiden zudem oft auch noch unter dem Mangel an natürlichem Tageslicht.

Geheimnis Nr. 8

Jede Minute Ruhe oder Schlaf ist ein unschätzbarer Beitrag zur Verjüngung unseres Bindegewebes.

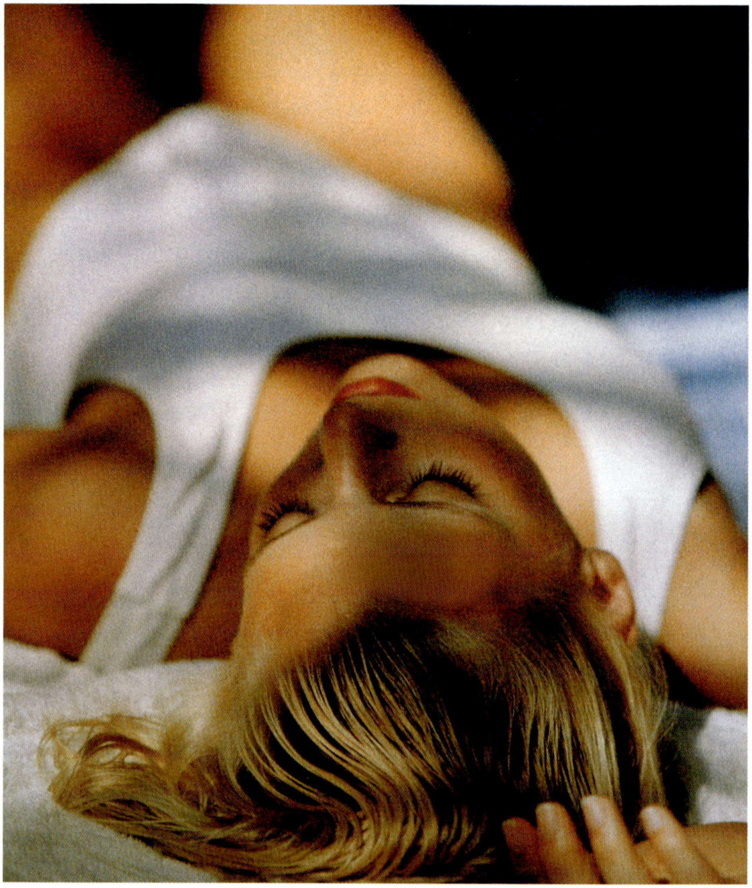

Unser Bindegewebe mag belastet und gefordert werden

Nur so im Schaukelstuhl rumsitzen und gar nichts tun macht unserem Kollagen überhaupt keinen Spaß. Bindegewebe hat enormen Spaß am Stress, es will auch demonstrieren, wie robust und widerstandsfähig und toll elastisch und eigentlich unbesiegbar es ist.

Wissenschaftler haben das Bindegewebe von Tieren im Zoo mit jenem von Wildtieren verglichen, z. B. mit frei lebenden Vögeln oder Affen. Welch ein Unterschied! Das Kollagen selbst von jungen Käfigvögeln oder Zoo-Schimpansen war kraftlos, lasch und welk im Vergleich zu Artgenossen, die keine Gitter und Mauern kannten. Es ist ja auch verständlich, dass Kollagen rasch altert, wenn sein Besitzer, z. B. ein Haus-Papagei, den ganzen Tag nur auf seiner Mini-Schaukel hockt und Stimmen nachahmt. Zu welchem Zweck auch sollte sich da kräftiges Bindegewebe aufbauen?

Tagsüber will das Bindegewebe trainiert werden, durch Sport, Gymnastik, körperliche Tätigkeit, was auch immer. Suchen Sie sich Gelegenheiten für zusätzliche Bewegung. Vielleicht müssen Sie nicht mit dem Auto zum Bäcker fahren, nehmen Sie nicht immer den Bus, sondern laufen Sie ruhig ein paar Stationen zur Arbeit. Und so ein kleiner Waldlauf nach Turnvater Jahns Art kurbelt den Zellstoffwechsel im Kollagen auf 100 Prozent hoch. Wenn man danach heim- und aus der Dusche kommt, um sich vor dem Fernseher oder mit einem Buch niederzulassen, bleibt die Stoffwechselrate immer noch eine Weile lang auf dem Höchststand.

Körperliche Bewegung kräftigt unser Bindegewebe. Also lassen Sie ab und zu das Auto stehen und laufen ein paar Meter mehr.

Kollagen-Experten empfehlen deshalb: Den Saft einer Zitrone trinken und gleich danach losjoggen oder eine kleine Radspritztour machen. Es geht aber genauso gut auch daheim: Fenster oder Terrassentür öffnen und Trampolin hüpfen. Genauso hilfreich sind Jazzdance, Stretching oder Aerobic.

Geheimnis Nr. 9

Ab sofort Aufzüge und Rolltreppen nur noch abwärts benutzen, niemals mehr aufwärts.

Unser Bindegewebe liebt die Kälte

Wir können von Tieren und Pflanzen viel lernen, selbst vom scheinbar kümmerlichsten Unkraut am Straßenrand. Tiere und Pflanzen nutzen minimale Temperaturunterschiede für genetische Vitalimpulse.

Wir Menschen können bewusst Temperaturunterschiede nur sehr ungefähr einschätzen – im besten Fall auf eine Genauigkeit von ein oder zwei Grad Celsius. Unsere Haut reagiert dagegen schon auf Temperaturunterschiede von Hundertstelgrad. Geringste Veränderungen signalisiert sie den Nerven und dem Gehirn, das seinerseits an Zellen und Gewebe – und dabei auch an unser Kollagen – entsprechende Steuerungsimpuls weitergibt.

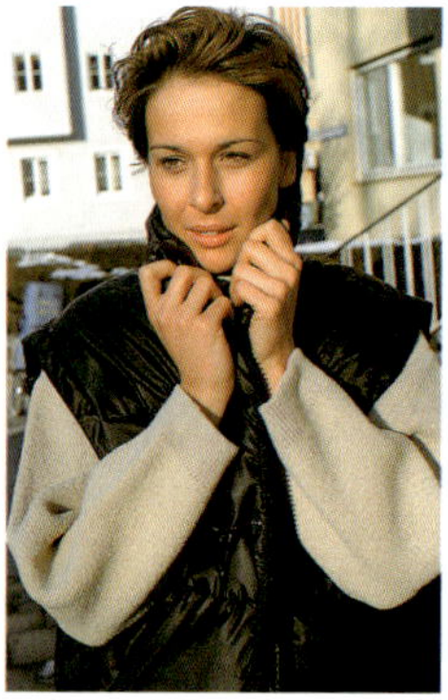

Unser Bindegewebe hat sich seit 100 000 oder 200 000 Jahren nicht im Geringsten verändert. Es hat sich im Laufe der Evolution genetisch an den Wechsel von Sonne und Frost, Schnee und Hitze, Nebel und Unwetter angepasst. Es ist – zumindest was uns Mitteleuropäer anbelangt – vor allem Kälte gewohnt, seit jener Zeit, in der unsere Vorfahren noch im Freien oder in unbeheizten Behausungen lebten.

Und noch unsere Großmütter erinnern sich: »Als wir Kinder waren, war die Küche im Winter warm und gemütlich. Flur und Wohnzimmer waren kühl, die Toilette eiskalt, so dass wir sie so selten aufsuchten wie möglich.«

Temperaturunterschiede sind ein gutes Training für die Haut.

Unser Bindegewebe mag derlei Temperaturunterschiede. Deshalb sollten wir in der Wohnung oder im Haus Klimazonen einrichten. Unsere Haut registriert mit feinsten Antennen Temperaturschwankungen – und dies wirkt belebend auf Zellen. Vor dem Spaziergang ist es besser, sich nicht zu warm anzuziehen, sondern lieber leichter bekleidet und fröstelnd ins Freie hinaus und sich dort warm zu gehen oder zu laufen. Auch das Schlafzimmer sollte man nicht überheizen und sich auch nicht unnötig mit dicken Federbetten zupacken.

Geheimnis Nr. 10

Einmal am Tag Kalt-Warm-Wechselduschen – da strafft sich das Bindegewebe.

Kräftiges, junges Bindegewebe in 30 Tagen

Für bessere Eiweißverwertung sorgen – durch etwas Zitronensaft oder Apfelessig vor den Hauptmahlzeiten. Da wird das Kollagen mit Aminosäuren richtig aufgepäppelt.

Viel frisches, Vitamin C reiches Obst essen. Sollten Sie an Zinkmangel leiden, dann entsprechend dem Beipackzettel ein Zink-Präparat aus der Apotheke einnehmen.

Finger weg von nährstoffarmen Fertig-, Dosen- oder Mikrowellengerichten. Dafür viel frisches Gemüse und Vollkornprodukte auf den Tisch.

Aufs Rauchen möglichst ganz verzichten.

Viel trinken – unser Bindegewebe hat Durst und braucht Flüssigkeit.

Sorgen Sie für ausreichend Schlaf und Erholung.

Täglich etwas sportliche Bewegung – und wenn es nur für fünf Minuten ist.

Die Haut so oft wie möglich dem Wechsel von Kälte und Wärme aussetzen.

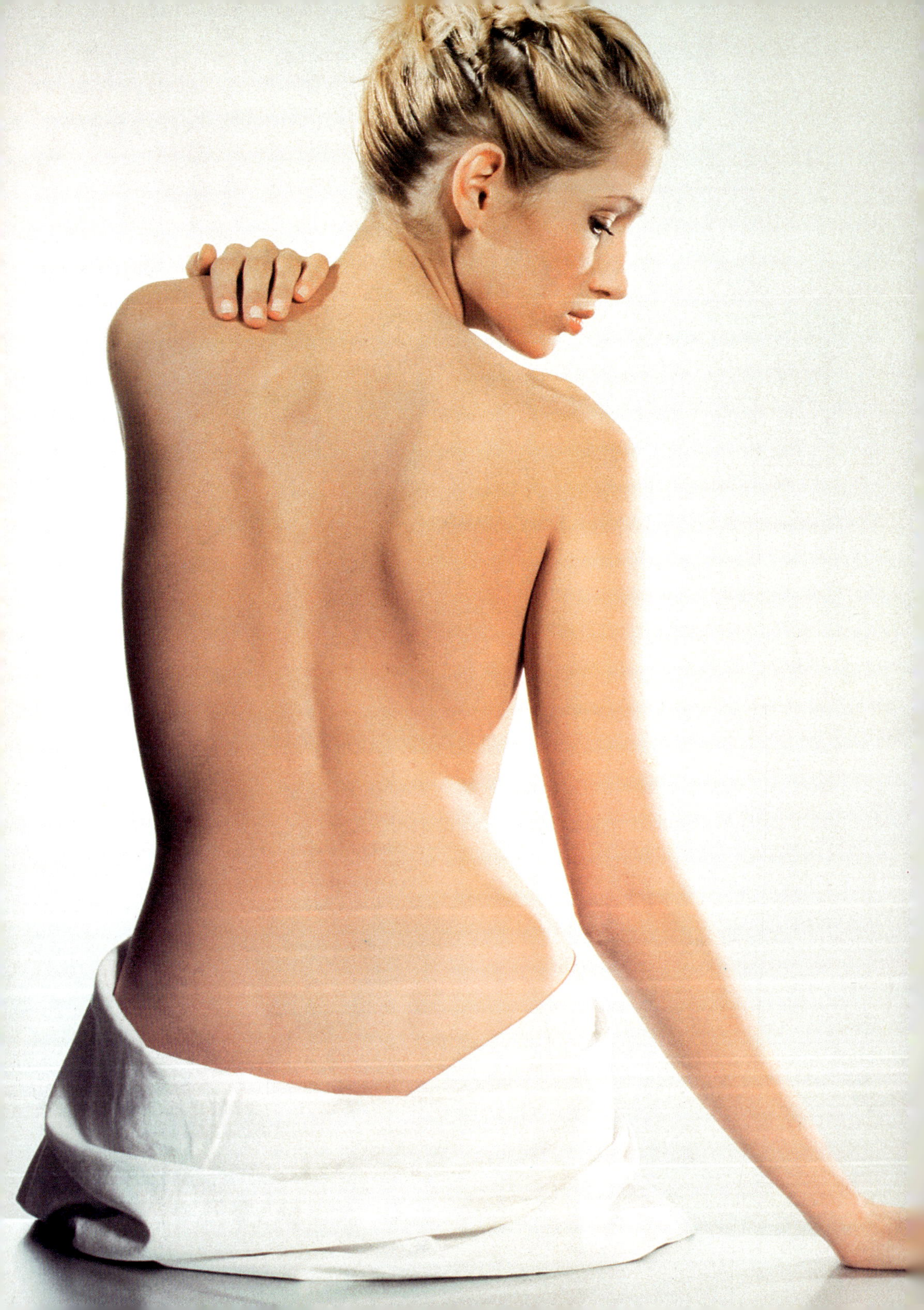

10 Geheimnisse für schöne Haut

Auch wenn wir es leicht vergessen, die Haut ist ein wichtiges Organ unseres Körpers

Stimmt, die Haut ist auch ein Organ. Sie besteht aus drei Schichten: der Epidermis oder Oberhaut, die keine Blutgefäße enthält und etwa 0,1 Millimeter dick ist, der darunterliegenden Dermis, die reich an Bindegewebe ist, und einer dickeren inneren Schicht, die nahezu ausschließlich aus Bindegewebe und Fett besteht. Die Haut ist unser größtes und schwerstes Organ, sie macht etwa 15 Prozent unseres Körpergewichts aus.

Unsere Haut ist ein Wunderwerk der Natur.

Ein daumennagelgroßes Stück Gesichtshaut enthält etwa einen Meter Blutgefäße, 120 Schweißdrüsen, fünf Meter Nervenfasern,

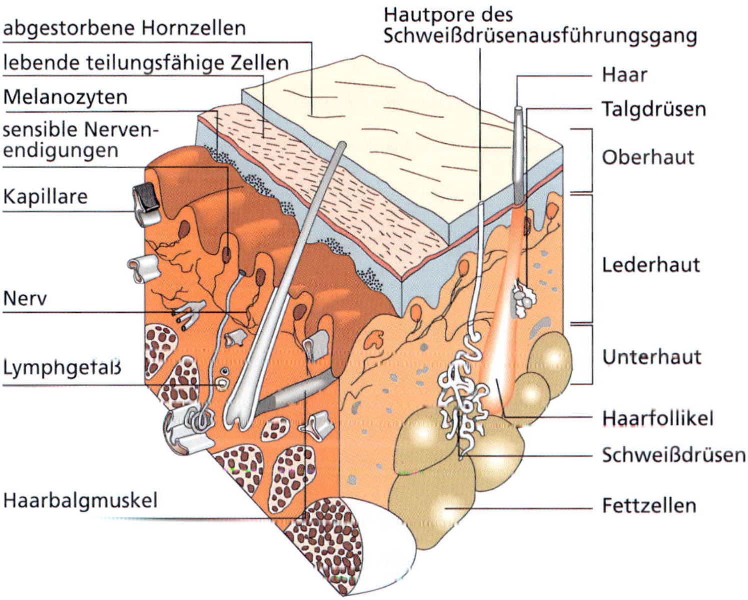

Tausende Pigment-Zellen für die Hautfärbung, zwei Meter Lymphgefäße und etwa 30 Nervenenden für Tastsinn oder Schmerzempfinden. Die Haut dünstet täglich bis zu zwei Liter Flüssigkeit aus. Wenn es sehr heiß ist, kann es sogar wesentlich mehr werden. Unsere Haut hat wahrlich keine leichte Aufgabe, sie bildet schließlich die schützende Abgrenzung zu einer insgesamt feindlichen Außenwelt. Die Haut schützt uns vor Kälte, Hitze, Sonnenstrahlen, Bakterien, Pilzen, Viren, Parasiten und anderen krankheitserregenden Mikroorganismen.

Geheimnis Nr. 11

Unsere Haut schützt uns – deshalb sollten wir sie ebenfalls schützen.

Die Haut produziert ihre eigene Feuchtigkeitscreme

Die ist besser als alles, was man in Parfümerien, Drogerien oder Schönheitsstudios kaufen kann.

Den natürlichen Säureschutzmantel der Haut darf man nicht durch zu viel und falsches »Reinigen« zerstören.

Überall in der Natur herrscht ein recht unbarmherziger Wettbewerb, im Großen ebenso wie im Kleinen. Auch auf unserer Haut findet unablässig so ein Konkurrenzkrieg statt. Milliarden und Abermilliarden Viren, Pilze und andere Mikroben kämpfen darum, sich in der Haut einzunisten oder womöglich sogar durch Hautporen ins Innere unseres Körpers vorzudringen.

Um diese immense Bedrohung abzuwehren, produziert unsere Haut einen Schutzfilm, der so säuerlich oder sauer ist, dass er Mikroorganismen abtötet oder zumindest abschreckt. Deshalb schmeckt unsere Haut auch stets ein wenig säuerlich.

In diesem Säurefilm tummeln sich körpereigene, »gute« Bakterien, die eine zusätzliche Bastion gegen feindliche Mikroben bilden. Die stürzen sich unverzüglich auf körperfremde Mikroorga-

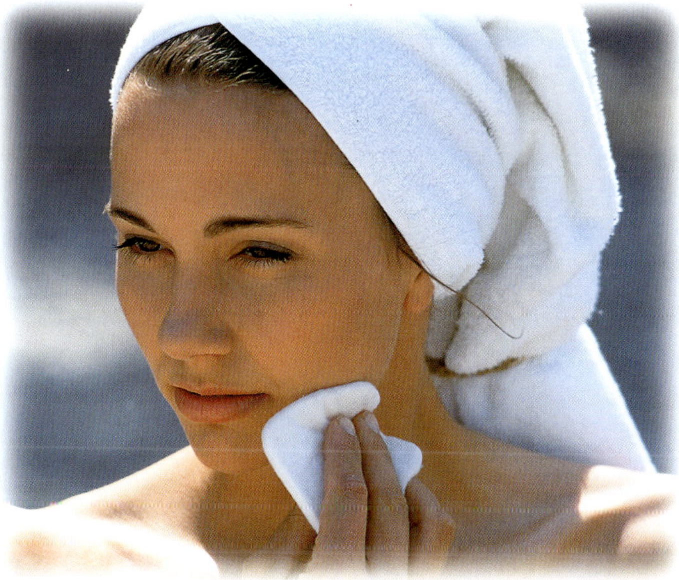

nismen, um sie zu töten, sie ernähren sich sogar von diesen Feinden. Auf diese Weise ist unsere Haut immun gegen Krankheitserreger und auch nicht anfällig gegenüber Hautkrankheiten.
Gründe genug, um den schützenden Hautfilm nicht durch falsche Seifen, Reiniger, Cremes, Salben, Lotionen oder Tinkturen zu schädigen oder gar abzurubbeln. Es ist also alles andere als ein Erfolg, wenn wir der Haut mit einem acetongetränkten Wattebausch zu Leibe rücken und dieser Bausch sich schmutzig färbt. Denn neben dem Schmutz reiben wir so auch den fein abgestimmten Schutzfilm der Haut ab, der sich aus Ablagerungen von Schweiß, Schuppen, ranzigem Cholesterin, totem Eiweiß, oxidierten Fettsäuren zusammensetzt.

Der Schutzfilm besteht aus Eiweiß, Schuppen, Cholesterin, Eiweiß und Fettsäuren.

Deshalb sollten Seifen oder Hautreiniger neutral sein, weder ätzend-scharf noch basisch-alkalisch (dadurch wird der gesunde Säurefilm der Haut selbst neutralisiert). Am besten findet man derartige Produkte in der Apotheke oder in den gut sortierten Bioläden, die es mittlerweile überall schon gibt.

Geheimnis Nr. 12

Den Schutzfilm der Haut nicht durch falsche Reinigungsmittel oder allzu häufiges Waschen abtöten.

Ohne die Epidermis würde unser Körper innerhalb einer Stunde austrocknen

Für die meisten krankheitserregenden Mikroben stellt die hornige Oberhaut eine praktisch unüberwindbare Barriere dar. Sie ist gleichzeitig abweisend hart und reich an einer gesunden Mikroflora von Bakterien in einem säurehaltigen, feuchten Schutzfilm. Ein Wissenschaftler hat diesen Säurefilm mal genau unter die Lupe genommen und dabei festgestellt, dass sich in einem einzigen Quadratzentimeter mehr als 700 000 »gute« Bakterien tummeln.

Die hornstoffbildenden Zellen, die Keratinozyten, sind in der Lage, feindliche Mikroorganismen zu erkennen, sie produzieren zur Abwehr Immunsubstanzen wie z. B. Interleukin. Sie aktivieren auch Lymphozyten, weiße Blutkörperchen im Immunsystem, die dafür sorgen, dass sich die betroffene Hautpartie entzündet. Dies passiert etwa nach einem Insektenstich. Die Entzündung wirkt dann als körpereigene Waffe gegen eindringendes Gift. Ein Grund mehr, auf eine gesunde Epidermis zu achten.

Obwohl die Oberhaut keine Blutgefäße enthält, ist sie extrem von gesunder Ernährung abhängig. Wenn sie schlecht genährt ist, kann sie kein Wasser aufsaugen. Wenn sie ausreichend mit allen wichtigen Nährstoffen versorgt wird, nimmt sie das Dreifache ihres Eigengewichts an Wasser auf. Dies macht sie weich, geschmeidig und jung.

Die Haut braucht Wasser auch von innen.

Wenn wir kein Obst, Gemüse, keine Vollkorn- und Milchprodukte essen, können wir unsere Oberhaut ziemlich schnell ruinieren. Sie verliert dann ihre großartige Fähigkeit, Wasser zu speichern und ihren eigenen Säureschutzfilm zu produzieren. Sie trägt dann auch nicht mehr zur Regulierung des körpereigenen Wasserhaushalts bei. Man schwitzt zu viel, der Körper trocknet aus. Dadurch wird das Bindegewebe ebenso geschwächt wie die Muskeln, die Drüsen, die Organe und alle anderen Körperteile. Ohne Epidermis würden wir innerhalb einer Stunde an Flüssigkeitsmangel sterben. Gesund und widerstandsfähig wird die Haut nur von innen heraus, aus dem Stoffwechsel.

Geheimnis Nr. 13

Die Gesundheit unserer Haut beginnt im Darm.

Die Haut braucht Schwefel

Der Protein-Anteil der Epidermis, der Oberhaut, enthält sämtliche 20 Aminosäuren. Einer dieser Eiweißbausteine ist für die Haut aber besonders wichtig: Zystein, das den Schönheitsstoff Schwefel in unsere Haut transportiert. Ohne Schwefel wird die Haut trocken, rissig und spröde. Dieses Mineral trägt zu der ölig-feuchten Schutzschicht der Haut bei, und es schützt vor aggressiven UV-Strahlen der Sonne. Schwefel ist allerdings auch der vielleicht eigenwilligste Nährstoff. Im Gegensatz zu anderen Elementen wie z. B. Kalzium oder Natrium wird Schwefel nicht von selbst aktiv, sondern wartet darauf, von irgendjemandem in die Körperzellen transportiert zu werden. Ein solches Schwefel-Taxi ist Zystein. Hautfreundliche Nahrung enthält dementsprechend viel von diesem Eiweißbaustein. Es ist in Bohnen, Soja und Tofu-Produkten, Eigelb, Zwiebeln und Knoblauch vorhanden.
Zystein trägt darüber hinaus selbst zur Gesundheit der Haut bei. Die Aminosäure macht die Haut elastisch, ist außerdem Bestandteil des Immun-Enzyms Glutathion-Peroxidase, das die Haut vor Freien Radikalen schützt, die durch Sonnenstrahlen aktiviert werden.

Geheimnis Nr. 14

Immer wieder mal schwefelreiche Lebensmittel auf den Tisch – da wird die Haut weich, glatt und geschmeidig.

Noch ein Schönheitsstoff für die Haut: Biotin

Biotin sichert die Schönheit von Haut, Haaren und Fingernägeln

Dieser Nährstoff wird den B-Vitaminen zugeordnet. Wir produzieren ihn selbst in unserer Darmflora, nehmen ihn aber auch aus Nahrungsmitteln auf. Reich an Biotin sind Apfelsinen, Eigelb, Tomaten, Karotten, Sojabohnen, Tofu, Naturreis, Haferflocken und Erdnüsse. Menschen mit einem ausgeglichenen Biotinhaushalt erkennt man an ihrer wunderschönen Haut. Ein einziges Milligramm Biotin, gespeichert in Leberzellen, reicht als Rohstoff für eine stete Verjüngungskur aus. Schönheit muss also nicht teuer sein, und die Natur ist immer noch der preiswerteste Kosmetiksalon.

Ähnlich wie die Aminosäure Zystein kann auch Biotin Schwefel binden und in die Haut hineintragen. Biotin kontrolliert die Talgproduktion, verhindert eine Überproduktion der Talgdrüsen. Ohne

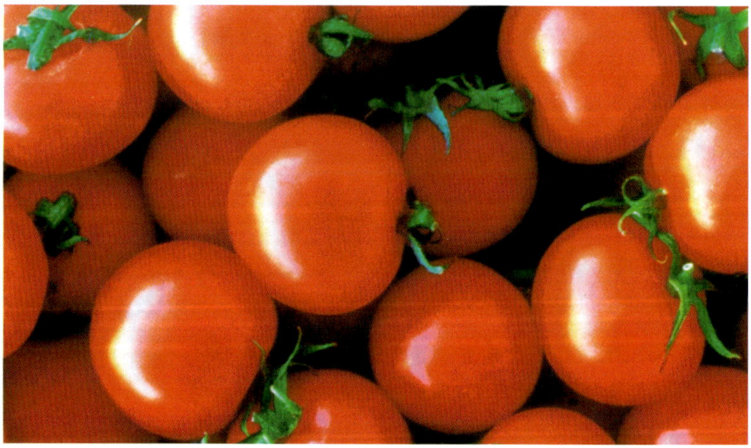

Biotin wird die Haut grau und welk. Das B-Vitamin hilft übrigens auch mit, den Blutzuckerspiegel auf einem gesunden Niveau zu halten. Wenn der Spiegel zu stark absinkt, wird man nervös. In der Regel leiden gesunde Menschen nur in seltenen Ausnahmefällen an Biotinmangel, denn dazu müsste man über Wochen täglich 6–10 rohe Hühnereier verzehren, die Adivin enthalten, welches die Aufnahme von Biotin im Darm verhindern kann. Jedoch kann zum Beispiel die längerfristige Einnahme von Antibiotika die Darmflora so weit schädigen, dass sie ihre Fähigkeit zur Biotinproduktion einbüßt. Des Weiteren müssen Schwangere und stillende Frauen auf eine ausreichende Versorgung achten, da auch bei ihnen manchmal Unterversorgung auftritt.
Auch Biotin liefert einen weiteren Beweis dafür, dass Schönheit von innen, aus dem Stoffwechsel, kommt. Wenn die sensible Mikroflora des Darms durch ungesunde Ernährung zerstört wird, können Darmbakterien kein Biotin mehr synthetisieren. Zucker, alles Süße (auch süße Getränke) und Alkohol beeinträchtigen ebenfalls die körpereigene Biotinproduktion. Erste Warnzeichen eines Biotindefizits sind Hautschuppen, trockene Haut und feinste Hautrisse.

Geheimnis Nr. 15

Fleißige Darmbakterien sind die Freunde unserer Haut. Je gesünder wir uns ernähren, desto mehr Biotin produzieren sie.

Unsere Haut braucht Sonne

Ein Photon, ein Lichtteilchen, braucht rund acht Minuten für die abenteuerliche Weltallreise von der Sonne über rund 150 Millionen Kilometer, ehe es auf unserer Haut landet. Hier schlüpft es unverzüglich in eine cholesterinhaltige Hautzelle und beginnt zu arbeiten.

Die guten Seiten des Sonnenlichts: Mit seiner Hilfe bilden wir Vitamin D.

Innerhalb von einem oder zwei Tagen hat das Photon mitgeholfen, ein Calciferol-Molekül herzustellen, den Rohstoff für das lebensspendende Vitamin D.
Zell- und Genforscher haben in letzter Zeit aufregende neue Erkenntnisse über das Sonnen-Vitamin D gewonnen. D ist eigentlich eher ein Hormon als ein Vitamin, und es wird ohne Mithilfe von Enzymen synthetisiert. Vitamin D gehört auch – zusammen mit Vitamin A und dem Schilddrüsenhormon Thyroxin – zu der so genannten Super-Familie. Es braucht an Zellwänden keinen eigenen Rezeptor (Landeplatz) anzusteuern wie fast alle anderen Moleküle. Und es schlüpft auch ganz ungehindert durch die feine Schutzmembran des Zellkerns zu den Genen, in denen unsere Erbanlagen gespeichert sind. Hier löst es als so genannter Transkriptionsfaktor Vitalimpulse aus. Vitamin D ist also gewissermaßen ein Sendbote der Sonne und hält unsere Hautzellen aktiv und jung, hilft mit, dass der Zellstoffwechsel lebendig bleibt. Vitamin D ist so etwas wie Hautschönheit zum Nulltarif.

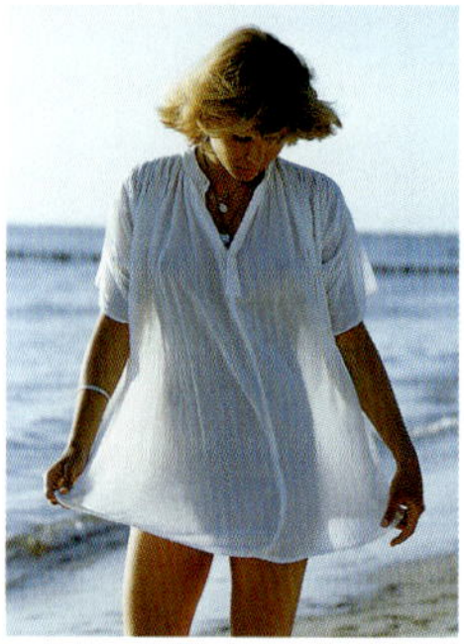

Wildtiere sind stets ausreichend mit Vitamin D versorgt, weil sie sich ständig im Freien aufhalten. Wir Menschen hingegen leben eingesperrt in Räumen, ohne belebende, verjüngende Photonen.

Geheimnis Nr. 16

Täglich 20 Minuten lang ins Freie, um dem Vitamin-D-Mangel vorzubeugen.

Das Geheimnis, die Sonne richtig zu genießen

Die UV-Strahlen der Sonne ermöglichen es allerdings nicht nur, dass unser Körper Vitamin D produzieren kann. Wenn wir uns ihnen zu lange aussetzen, riskieren wir Rötungen und Verbrennungen unserer Haut, die sie auch langfristig schädigen und unser Risiko, z. B. an Hautkrebs zu erkranken, vergrößern. Unsere Haut besitzt mehrere natürliche Sonnenschutzmechanismen: Das sind neben dem Repairsystem die Keratine der Hornschicht und das Melanin, die beide die ultraviolette (UV) Strahlung der Sonnen abfangen, sowie die Urocaninsäure, die die Strahlungsenergie absorbiert. Etwa zehn Prozent aller Hautzellen sind so genannte Melanozyten, unsere Haut braucht sie, um gefährliche UV-Strahlen zu filtern. In den Regionen mit erhöhter UV-Strahlung hat die natürliche Anpassung an die Umwelt dazu geführt, dass ihre Bewohner mehr Melanozyten ausbilden und deshalb eine dunklere Haarfarbe haben als die Menschen in gemäßigten Klimazonen.

Je dunkler die Hautfarbe ist und je mehr Melanozyten ein Mensch hat, desto weniger läuft er die Gefahr, einen Sonnenbrand zu bekommen. Hingegen dürfen sich Menschen mit sehr heller Hautfarbe – und am gefährdetsten sind die rothaarigen – nicht zu lange sengenden Sonnenstrahlen aussetzen.

Unsere Haut ist aber nicht überall mit gleichviel Melanozyten besetzt. Die meisten dieser Bräunungszellen konzentrieren sich im Gesicht, am Hals und an den Händen – also an den Körperpartien, die auch am meisten Sonne abkriegen. Deshalb stellt sich Sonnenbrand bevorzugt an den Schultern und dem oberen Rücken an, wo die Haut relativ arm an Melanozyten ist und wo Sonnenstrahlen direkt auftreffen.

Melanozyten werden von einem Hauptquartier aus gesteuert, der Hirnanhangdrüse im Zwischenhirn, einem gerade kirschkerngroßen Organ. In dem Augenblick, in dem wir vor die Haustür in die grelle Sonne (oder auch nur ins Tageslicht) treten, aktiviert die Drüse die Bräunungszellen zur Produktion von Farbpigmenten, dem so genannten Melanin.

Je intensiver die UV-Strahlen der Sonne sind, desto mehr Melanin wird synthetisiert. Die winzigen Pigmentfabriken, die Melanozy-

Die ultraviolette Strahlung der Sonne erreicht uns in unterschiedlichen Wellenlängen: Die langwellige UV-A-Strahlung lässt die Haut bräunen und vorzeitig altern. Die UV-B-Strahlung, deren Wellen kürzer sind, verursacht Sonnenbrände und den gefährlichen Hautkrebs.

ten, befinden sich alle in tiefer gelegenen Hautregionen. So nach und nach wandern die Pigment-Moleküle nach außen, dringen in die Epidermis, die Oberhaut, ein und werden hier nach und nach abgebaut. Dies ist der Grund, weshalb unsere Sonnenbräune nie länger als ein paar Tage anhält.

Schon die gleißende Mittagssonne in unseren Breiten kann der Haut schaden, wenn wir ihr uns ungeschützt aussetzen. Am Meer und im Gebirge verstärkt sich die Intensität der Strahlung um bis zu 85 %, da große Wasser-, Sand oder Schneeflächen sie reflektieren. Deshalb sollte man sich besonders in der Zeit zwischen 10.00 und 15.00 Uhr möglichst nicht in der Sonne aufhalten und stets eine Sonnenschutzcreme – auch beim Aufenthalt im Schatten – mit hohem Lichtschutzfaktor benutzen. Unsere Erde ist von einem Mantel aus Ozon umgeben, der uns vor der UV-Strahlung schützt, ohne ihn würde die Strahlung mit einer Intensität auftreffen, die alles Leben auf der Erde binnen kürzester Zeit zerstören würde. Doch haben die Wissenschaftler in den letzten Jahren eine Abnahme der Ozonschicht besonders über den beiden Polen beobachtet. Die Ursachen dafür sind noch nicht vollständig geklärt, es steht aber fest, dass die Umweltverschmutzung einen Hauptgrund darstellt. In Australien hat man deshalb in den letzten Jahren sehr rigorose Schutzmaßnahmen entwickelt, die gerade Kinder und Jugendliche vor der UV-Strahlung schützen sollen. Dazu gehören neben den Sonnencremes auch langärmlige Strandbekleidung und der Sonnenhut. Die typischen Zeichen vorzeitiger Hautalterung, wie sie durch die UV-A-Strahlung verursacht werden, sind Pigmentflecken, Falten, fahle und raue Haut. Aber auch die so genannte Mallorca-Akne und Sonnendermatosen können einem die Ferienfreuden gründlich verleiden.

Die Jugendsünden einer UV-Licht-Überdosierung rächen sich im Alter von 40 bis 50 Jahren. Die einmal geschädigte Erbsubstanz der Zellen und die dadurch entstandenen Defekte sind irreparabel.

Hautärzte wissen es: Unsere Haut hat ein Elefantengedächtnis. Selbst der kleinste Sonnenbrand wird registriert, und zu viel UV-A-Licht lässt die Haut schneller altern. Daher sollte man exzessives Sonnenbaden vermeiden, ein Sonnenschutzmittel mit einem starken Lichtschutzfaktor benutzen und nur eine langsame Bräunung anstreben. Diese hält besser, ist gleichmäßiger und belastet die Haut weniger.

Bei neueren dermatologischen Forschungen haben sich Hinweise darauf ergeben, dass die Karotinoide – wie zum Beispiel in Möhren, Tomaten, Mais, Kohl, Spinat, Grapefruit, Aprikosen, Pfirsichen und Orangen, aber auch in Algen und Pilzen enthalten sind – die Haut vor UV-Schädigungen schützen können. Besonders effektiv wird dieser Schutz, wenn Betakarotin (Provitamin A) kombiniert äußerlich als Wirkstoff in Sonnenschutzmitteln und innerlich als Nahrungsergänzungsmittel angewendet wird.

Geheimnis Nr. 17

Die Haut niemals lange der Mittagssonne aussetzen – auch nicht im Winter.

Um lange jung zu bleiben, muss die Haut gut durchblutet werden

Nur gut durchblutete Haut kann optimal versorgt werden.

Es gibt Menschen, die sich nicht recht erklären können, weshalb sie mal unscheinbar wie eine graue Maus aussehen, ein andermal wieder eine unglaubliche Ausstrahlung entwickeln. Diese Frauen und

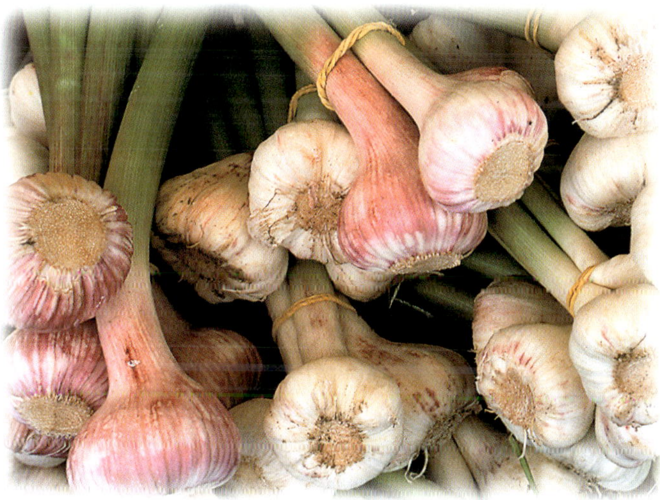

Männer empfinden den Alltag meistens als eher eintönig. Wenn aber etwas geschieht, das ihr Interesse weckt, wachen sie auf, und wenn sie sich abends inmitten des typischen Partylärms aus Musik, Gelächter und Gesprächen wiederfinden, sieht ihr Gesicht faszinierend jung aus. Denn stimuliert durch Wach- und Euphoriehormone wie ACTH, Beta-Endorphin und Noradrenalin wird Gesichtshaut dann besser durchblutet. Eine kräftige Hautdurchblutung lässt das Gesicht nicht nur aufblühen, sie ist auch Voraussetzung für eine perfekte Nährstoffversorgung der Hautzellen. Über kleine und kleinste Blutgefäße werden schließlich Vitamine, Spurenelemente, Aminosäuren und alle anderen Nährstoffe in die Hautzellen hineintransportiert. Dadurch wird der Zellstoffwechsel angekurbelt – und zwar genau in der Schönheitszone, dem Gesicht. Die Haut besser zu durchbluten ist ganz einfach, die Arzneimittel der Natur wirken gottlob auch schnell. Zellforscher geben folgende Tipps:

- Durchblutungsfördernde Lebensmittel möglichst häufig auf den Speiseplan setzen: Zwiebeln, Knoblauch, Lauch, Paprika, Fenchel, Rettich, Radieschen, Sellerie, Meerrettich, Pfeffer.
- Kalt-Warm-Duschen nehmen (am besten mit kaltem Abschluss), viel an die frische Luft (ideal bei Kälte) gehen, regelmäßige körperliche Übungen. Da wird nicht nur das Gesicht, sondern der ganze Körper auf belebende Weise durchblutet.

Geheimnis Nr. 18

Eine gute Durchblutung hält jung, macht attraktiv und anziehend.

Was tun bei Schuppenflechte?

Etwa die Hälfte aller Betroffenen hat die Veranlagung geerbt. Die Symptome: winzige silber-weiße Erhebungen auf der Haut oder weißliche Schuppen um leicht erhöhte Hautregionen, meist auf dem Handrücken, den Knöcheln, Ellbogen, Knien und der Kopfhaut, oft verbunden mit Juckreiz, brennendem Schmerz und Entzündungen. Die Schuppenflechte stellt sich häufig spontan von einem Tag auf den anderen ein.

Die Ursache: Basiszellen der Epidermis teilen sich plötzlich bis zu 1000-mal schneller als zuvor. Dermatologen sprechen dann von krankhafter Proliferation, einem Entgleisen der natürlichen Zellteilungskontrolle.

Wenn die Haut krank ist – dann braucht sie besondere Fürsorge.

Manchmal bricht dann die Immunbarriere der Haut zusammen, in vielen Fällen während der nasskalten Wintermonate, wenn das Immunsystem ohnehin geschwächt ist. Ausgelöst werden solche Schübe nicht selten durch mentalen Stress: Konflikte – sei es in der Familie oder im Beruf, eine schlimme Nachricht, die Trennung von einem geliebten Partner, usw.

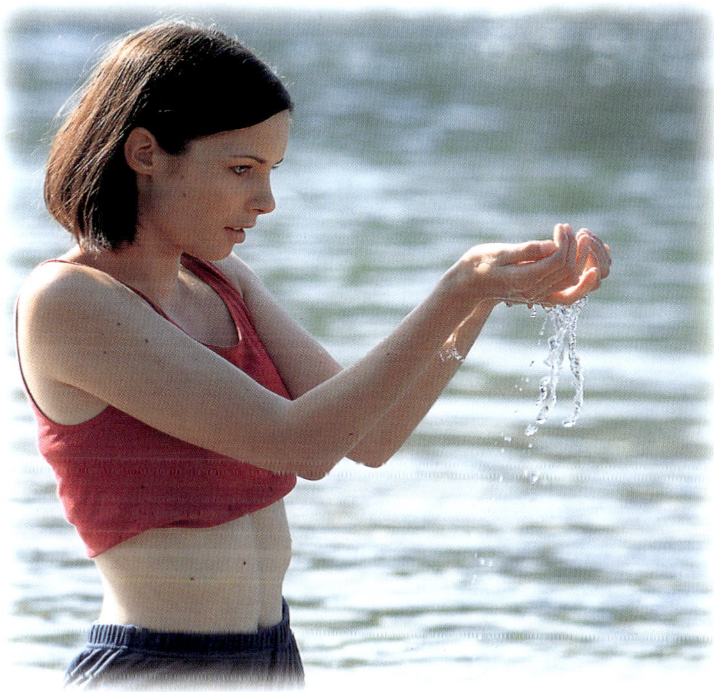

Eine bestimmte Substanz ist unter Umständen eine Art Rohstoff beim Entstehen von Psoriasis: Arachidonsäure, eine vorwiegend in Fleisch und Wurst enthaltene Fettsäure. Deshalb leiden typische Fleischesser statistisch gesehen auch öfter an Schuppenflechte als Menschen, die sich vorwiegend von Fisch oder gar vegetarisch ernähren. Der Stoffwechsel nutzt die Arachidonsäure für die Synthese von so genannten Leukotrienen, Immun-Mediatoren, die ihrerseits Billionen weißer Blutkörperchen aktivieren. Doch die werden dann ausgerechnet zu Feinden der Haut, sie bringen die natürliche Balance des Immunsystems durcheinander, und vor allem die kontrollierte Mitosis, die Zellteilung.

Die Hautärzte können die Schuppenflechte behandeln, es ist möglich, die Ausschläge zu lindern und ihre Neubildung zu verhindern. Aber vollständig heilbar ist eine Schuppenflechte nicht. Trotzdem muss man sich als Patient dieser Krankheit nicht wehrlos ergeben. Eine gesunde Lebensweise kann fast immer dazu beitragen, die Schuppenflechte »in den Griff« zu bekommen.

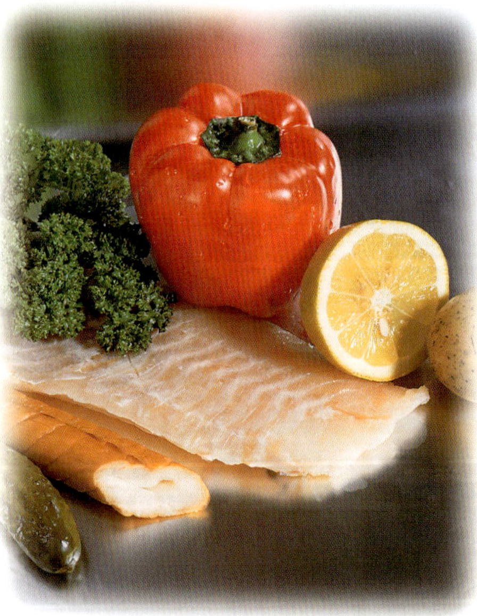

Die Experten geben dabei folgende Tipps:

- Steigen Sie von Fleisch auf Fisch um oder noch besser auf fettreiche pflanzliche Kost wie Avocados, Soja- oder Tofu-Produkte, Bohnen. Diese Lebensmittel stimulieren die Synthese anderer Gewebshormone als Leukotriene, zudem wirken sie entzündungshemmend.
- Statt der mitunter schädlichen Arachidonsäure werden dem Körper so große Mengen an Omega-3-Fettsäuren zugeführt, die ohnehin zu den wertvollsten Nährstoffen für unseren Organismus zählen.

- Psoriasis-Haut braucht auch Sonne – natürlich in Maßen; siehe oben. So genannte Nukleus-Rezeptoren, winzige Protein-Moleküle an der Schutzmembran der Zellkerne von Hautzellen, fangen die UV-Strahlen ein und nutzen sie für eine erst kürzlich entdeckte spezielle Form von Vitamin D. Außerdem blockieren sie die »bösen« Leukotriene, die für die Entstehung der Schuppenflechte verantwortlich sind.
- Pflegen Sie Ihre Haut entsprechend den Ratschlägen Ihres Dermatologen.

Geheimnis Nr. 19

Sonne, Fisch und Avocados sind die besten natürlichen Waffen gegen Psoriasis.

Naturkosmetik selber machen

Typische Küchenutensilien reichen dafür völlig aus, wie Majonäse, Zitronensaft, Sojaöl, Butter, Erdbeeren, Apfelessig, Gurken, Joghurt, Eigelb, Honig, Avocado, Lavendel, Thymian, Rosmarin und viele andere Kräuter, Meersalz, Milch, selbst gepresster Frucht- und

Es gibt mittlerweile zahlreiche seriöse Publikationen mit Anleitungen für selbst gemachte Kosmetik – Fragen Sie doch einmal in Ihrer Buchhandlung oder auch in einem Bio-Laden.

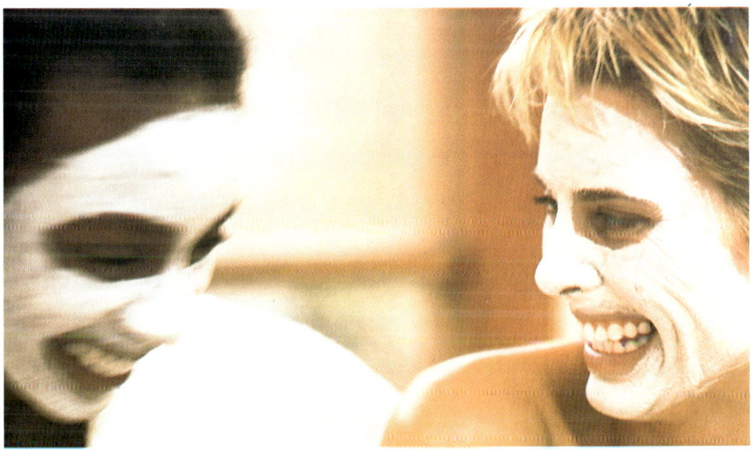

Gemüsesaft, Ingwer, Vanille usw. Beim Herstellen eigener Lotionen, Cremes oder Salben kann man eigentlich nicht viel falsch machen. Je mehr Kreativität man investiert, desto mehr Spaß bereitet ein solches Hobby. Warum also nicht die ganze Familie mit selbst produzierten Kosmetika versorgen und verschönern?

Mit selbst gemachter Kosmetik sind Sie niemals um ein originelles Geschenk verlegen.

Die folgenden Punkte sollte man beachten, dann klappt es garantiert:

1. Im Gegensatz zu den üblichen Kosmetikartikeln, die ja meist Konservierungsstoffe enthalten, sollten die selbst hergestellten Produkte innerhalb weniger Tage oder – wenn sie im Kühlschrank aufbewahrt werden – innerhalb von zwei Wochen aufgebraucht werden. Naturkosmetik verdirbt rasch und wird schnell ranzig.
2. Achten Sie auf die Qualität der verwendeten Produkte. Sie sollten nicht mit Schadstoffen belastet sein. So hat es wenig Sinn, Kräuter am Rande einer Autobahn zu sammeln oder Majonäse voll mit Konservierungsstoffen zu benutzen.
3. Beachten Sie unbedingt, dass viele Kräuter eine durchaus pharmakologische Wirkung haben, und verwenden Sie nur solche, deren Wirkung Sie kennen.
4. Bedenken Sie mögliche allergische Reaktionen und benutzen Sie nur solche Produkte, auf die weder Sie noch diejenigen, welche »Ihre« Produkte verwenden wollen, allergisch reagieren könnten.
5. Vielleicht muss man sich ein wenig überwinden bei dem Gedanken, dass Lebensmittel nicht nur unbedingt zum Verzehr da sein müssen, dass man z. B. Kartoffeln auch durch den Mixer jagen und den wirkstoffreichen Brei aufs Gesicht packen kann.
6. Vorher sollte die Haut sorgfältig gereinigt werden. Die Hautporen müssen sauber und offen sein, um Vitamine, Enzyme und andere Moleküle aufnehmen zu können.

Geheimnis Nr. 20

Naturprodukte und Einfallsreichtum reichen aus, um wundervolle Kosmetika herzustellen.

DIE HAUT UM 10 JAHRE VERJÜNGEN – IN NUR 30 TAGEN

- **Die Haut braucht Immunschutz, vor allem die Vitamine A, C und E.**
- **Niemals den kostbaren Säureschutzfilm der Haut mit billiger Seife und aggressiven Reinigern zerstören.**
- **Ernähren Sie sich gesund und abwechslungsreich. Schöne Haut entsteht vor allem auch aus dem Darm heraus.**
- **Beim Speiseplan an Lebensmittel denken, die reich an Schwefel und Biotin sind.**
- **Unsere Haut braucht Sonne – deshalb täglich mindestens 20 Minuten ans helle Tageslicht.**
- **Beim Sonnenbad die grelle Mittagssonne meiden und stets auf optimalen Sonnenschutz achten.**
- **Für optimale Hautdurchblutung sorgen. Kälte und frische Luft helfen ebenso wie durchblutungsfördernde Nahrungsmittel.**
- **Der Schuppenflechte vorbeugen – mit Sonne, Fisch und pflanzlichen Fettsäuren.**
- **Gesunde, natürliche Hautkosmetik einfach selber machen.**

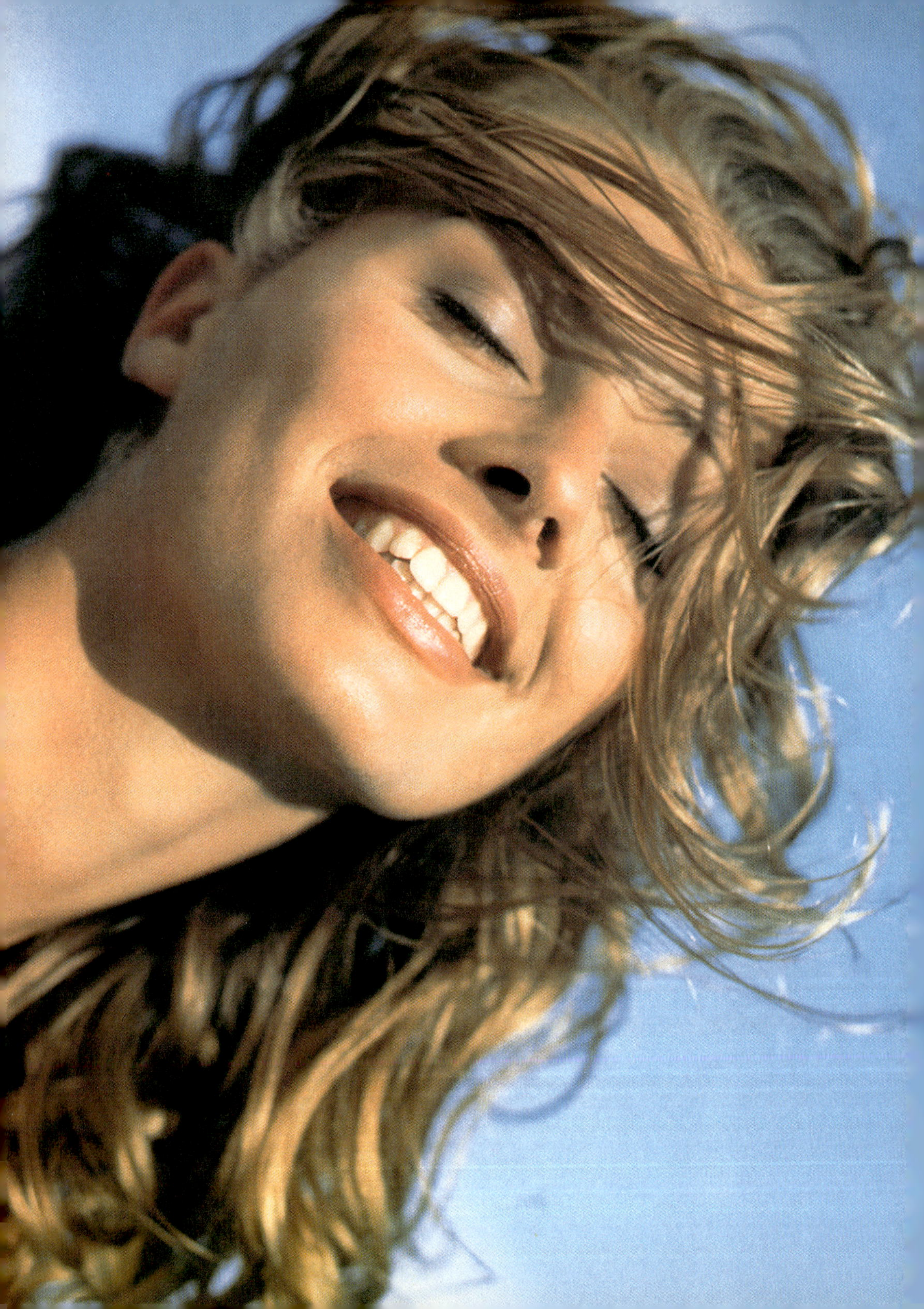

10 Geheimnisse für schönes Haar und feste Nägel

Unser Haar – ein Wunder der Natur

Man sollte es eigentlich nicht glauben, aber unser Haar ist tot, nichts anderes als lebloser Hornstoff. Es besteht zu 98 Prozent aus Keratin, einer Protein-Substanz, etwas Schwefel und anderen Stoffen wie z. B. Spurenelementen. Trotzdem wirkt es so wundervoll lebendig. Unterm Mikroskop unterscheidet sich unser Haar kaum vom prachtvollen Fell eines sibirischen Tigers oder eines Leoparden. Der Haarschaft besteht aus Keratin, einem toten Hornstoff. Äußerst lebendig ist das Haar freilich, wenn es aus der Haarzwiebel herauswächst. Im Haarfollikel werden Eiweißsubstanzen, Schwefel und die anderen Bestandteile kombiniert und das wachsende Haar nach und nach aus der Haarzwiebel geschoben und freigesetzt. Danach allerdings stirbt der Haarschaft ab. Unser Haar ist demnach – von den Nägeln abgesehen – das einzige Körpergewebe, das tot ebenso hübsch aussieht wie lebendig. Ein echtes Wunder der Natur.

Gute Kosmetika schützen unsere Haare durchaus vor Spliss, den Haarwuchs befördern oder gar wieder in Gang bringen vermögen sie nicht.

Von außen kann das Haar nicht verjüngt werden.

Trotzdem sollten wir die Produkte für die Pflege unserer Haare mit Sorgfalt auswählen. Nicht alle Sprays, Festiger, Conditioner oder Shampoos halten auch wirklich, das was so oft vollmundig in der Werbung versprochen wird.

Schönes Haar entsteht in der Haarzwiebel – und die muss Tag für Tag ausreichend mit Nährstoffen versorgt werden.

Geheimnis Nr. 21

Jugendliche Haarzwiebeln produzieren junges, farbkräftiges, volles Haar.

Interessantes über unser Haar

Gesundes Kopfhaar besteht aus etwa 80 000 bis 120 000 einzelnen Haaren. Blonde Menschen haben am meisten davon, Braunhaarige weniger, und Rothaarige haben im allgemeinen am wenigsten Haare.

Das Haar wächst schubweise, manchmal über Jahre hinweg, ehe es Ruhephasen im Wachstum einlegt. Warum dies so ist, haben die Experten noch nicht herausgefunden. Aber etwa jedes siebte Haar auf unserem Kopf macht gerade »Ferien« und wächst nicht. Am Ende des Phasenwechsels von Wachstum und Stillstand kommt dann der endgültige Stopp, und das einzelne Haar fällt aus.

Haarverlust ist übrigens ganz normal, jeden Tag verlieren wir etwa 100 Haare. So lange sich also nicht gerade regelrechte Büschel in den Kammzinken finden, besteht kein Grund zur Beunruhigung.

Unser Haar hat eine Lebensspanne von einem bis fünf Jahren. Alle zehn Tage wächst das Haar dabei rund drei Millimeter. Die haarproduzierenden Zellen in der Kopfhaut zählen übrigens zu den stoffwechselaktivsten Zellen im ganzen Körper.

Deshalb ist es wirklich sinnvoll, ihnen aus dem Darm und übers Blut alle Nährstoffe zu schicken, die sie für den Neuaufbau brauchen.

Ob jemand glattes, gewelltes oder gelocktes Haar hat, hängt von der Form seiner Haarfollikel ab. Diese lassen sich nicht verändern. Und wie kommt reichlich Farbe ins Haar? In den einzelnen Haarzwiebeln konzentrieren sich zahlreiche Melanozyten, farbspendende Zellen, die ihre Pigment-Sekrete an das wachsende Haar abgeben, je nach Anlage sind sie entweder schwarz, blond, braun, brünett oder rot. Auch die Haarfarbe können wir nicht beeinflussen, sie ist genetisch in unsere Haarzellen einprogrammiert.

Geheimnis Nr. 22

Haarzellen sind sehr ehrgeizig und fleißig. Deshalb müssen wir ihnen reichlich Rohstoffe für ihre Arbeit schicken.

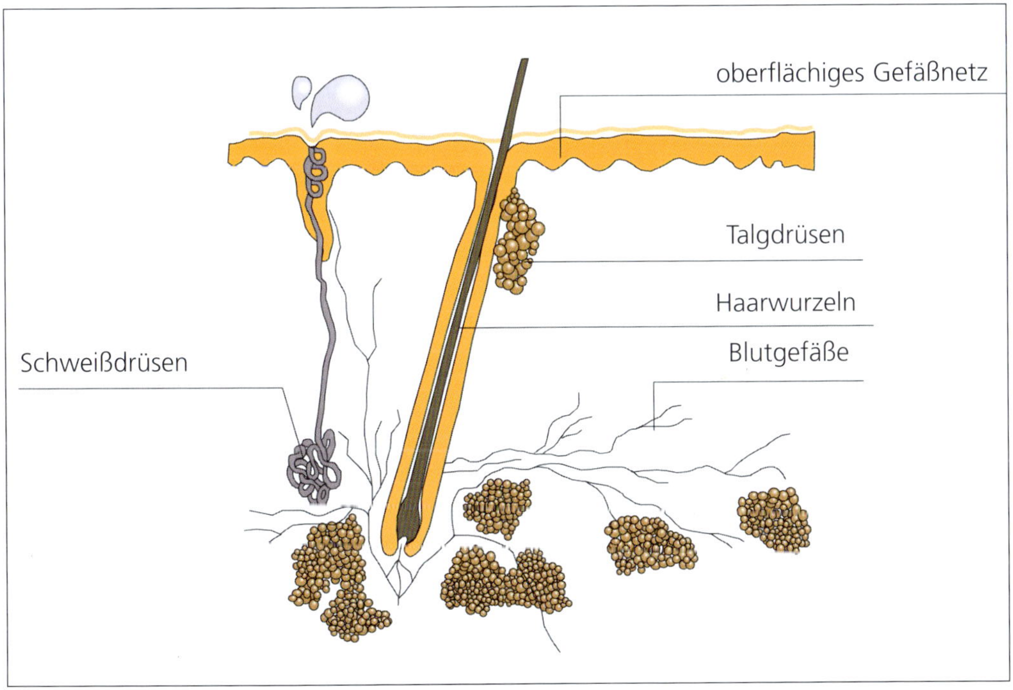

Aufbau des Haarfollikels

Unsere Haare schützen uns – wenn wir sie pfleglich behandeln

Den Tieren dient die Körperbehaarung als Schutz für Kälte, Nässe, Hitze und anderen Umwelteinflüssen. So hat es sich zweifellos auch bei unseren unmittelbaren Vorfahren zugetragen. Wieso der Mensch im Laufe der Evolution sein Ganzkörperbehaarung einbüßte, konnte von den Anthropologen noch nicht in aller Eindeutigkeit erklärt werden. Fest steht allerdings, dass unsere Haare ein Art evolutionares Überbleibsel darstellen. Wir brauchen sie nicht unbedingt und so manch einer leidet an seiner übermäßigen Körperbehaarung. In vielen Kulturen – unsere eingeschlossen – gelten Haare am Körper als sehr unweiblich, und eine ganze Industrie lebt davon, Mittel und Methoden zur Haarentfernung anzubieten.

Unsere Kopfbehaarung jedoch ist uns lieb und teuer. Biologisch gesehen sind die Haare dort durchaus entbehrlich, kulturell aber nicht. Volles und glänzendes Haar galt seit jeher als ein Zeichen von Jugend und Schönheit. Bestimmte Haarfrisuren verwiesen auf sozialen Status oder die ethnische Zugehörigkeit. Ein kahl geschorener Kopf dagegen war oft Ausdruck von Strafe und Demütigung: man erkannte daran Sklaven oder Gefangene. Freiwillig trugen die Mönche und Nonnen ihren Kahlkopf, um ihre Unterwerfung vor Gott zu manifestieren. Mittlerweile sind die Grenzen fließend, was wir mit unseren Haaren anstellen, ist eine Frage der Mode und unseres persönlichen Geschmacks. Haarpflege dagegen ist keine Geschmacksfrage und auch nicht mit häufigen Friseurbesuchen zu verwechseln.

Volles und glänzendes Haar galt seit jeher als ein Zeichen von Jugend und Schönheit

Es gibt eine Reihe von Dingen, die unser Haar überhaupt nicht mag, dazu gehören aggressive chemische Substanzen, übermäßige UV-Strahlung, zu häufige Solariumsbesuche, Meerwasser oder Chlorwasser, welches nach dem Baden nicht ausgespült wird. Unser Haar mag auch keine scharfkantigen Kämme oder Bürsten. Am besten geeignet für die tägliche Frisur sind Kämme aus Horn oder Holz sowie weiche Bürsten, die sich regelmäßig reinigen lassen. Metallspangen oder ungeschützte Gummis sind gleichfalls bedenklich, auch sollten wir die Haare nicht immer in den gleichen festen Knoten zwängen, da es sonst dazu neigt, an diesen Stellen zu brechen. Ein gutes Shampoo sollte einen hohen pH-Wert haben und frei sein von Inhaltsstoffen wie Dioxan, Formaldehyd oder Natriumlaurysulfat.

Ein gutes Shampoo ist keine Frage des Preises, sondern der Inhaltsstoffe

Es mag sich nicht gerade wie ein Kompliment anhören – aber es ist Tatsache: Wir sitzen im Büro vor dem Wunderwerk eines hochkomplizierten Computers, umgeben von anderem innovativen High-Tech-Gerät, arbeiten an den kühnsten und fortschrittlichsten Projekten – und in der Zwischenzeit wächst unser Haar nicht anders als jenes der Affen.

Freilich sollten wir darauf eher stolz sein. Und wir sollten unserem Haar auch die Möglichkeit geben, es ebenso wachsen zu lassen wie Schimpansenfell.

Was unser Haar wirklich will, ist zum Beispiel Folgendes: Wenn es regnet, raus ins Freie – ohne Kopfbedeckung, gegen die Kälte warm strampeln, dann heim und unter die Dusche und die Haare vorsichtig mit dem Handtuch abtrocknen. Wenn wir unser Haar danach anfühlen, spüren wir, dass es eine viel festere Konsistenz angenommen hat. Genforscher haben herausgefunden, dass die Haarzwiebeln durch den Einfluss von Kälte und Nässe genetische Vitalimpulse erhalten, schneller und kräftiger wachsen. Haarfollikel werden mehr mit dem Schönheitsstoff Schwefel gespeist, und auch die farbspendenden Melanozyten erhöhen ihren Zellstoffwechsel.

Mit Regen und Kälte lässt sich das Haarwachstum stimulieren.

Die Gen-Experten erklären dies so: In den Chromosomen im Zellkern sitzen bestimmte Gene, die für das Wachstum, die Verjüngung und die Farbgebung des Haars zuständig sind. Stimuliert durch Regen und Kälte erhöhen sie die Abgabe ihrer Gen-Muster an das Innere der haarbildenden Zellen. Die bilden daraufhin mehr Ribosomen, klitzekleine Eiweißfabriken, in denen die für junges Haar notwendigen Proteine gebildet werden.

Diese Gen-Muster, die so genannte mRNS (messenger Ribonukleinsäure), schlüpfen durch winzige Poren der Zellkernmembran ins große wässrige Zellinnere und kurbeln dort sofort kräftiges Haarwachstum an. Dies funktioniert freilich nur, wenn den haarbildenden Zellen ausreichend Nährstoffe zur Verfügung stehen.

Geheimnis Nr. 23

Regen, Kälte, Schnee und überhaupt die Witterung in freier Natur sind die besten Freunde unseres Haars.

Nährstoffe, die unser Haar dringend braucht

Um gesund und lebendig zu bleiben, brauchen alle Organismen, egal ob mikroskopisch winzige Einzeller, Pflanzen, Tiere oder Menschen, Nährstoffe. Dabei entsteht neues Leben immer wieder aus der Zufuhr derselben Biostoffe: Vitamine, Mineralien, Spurenelemente, Kohlenhydrate, Eiweiß, Fettsäuren und Wasser, insgesamt sind es rund 70 verschiedene Nährstoffe. Unser Haar braucht sie alle.

Das Haar liebt Vitamin B_2, B_6 und C.

Allerdings hat es, ähnlich wie andere Körperteile, Favoriten. So wie Knochen und Zähne unbedingt viel Kalzium benötigen oder sich die Sehkraft unserer Augen durch ausreichend Vitamin A verbessert, liebt unser Haar die Vitamine B_2, B_6 und C sowie das Spurenelement Zink.

- B_2 ist in hohen Konzentrationen in Milch und allen Milchprodukten wie Käse, Joghurt oder Quark enthalten, außerdem in Geflügel, Fisch, Vollkornprodukten, grünem Salat und Gemüse.
- Reich an B_6 sind Vollkornprodukte, Bananen (stets der beste Snack gegen den kleinen Hunger), Soja- und Tofu-Produkte, Leber, Spinat und andere grüne Blattgemüse, Avocado sowie Nüsse, Samen und Kerne.

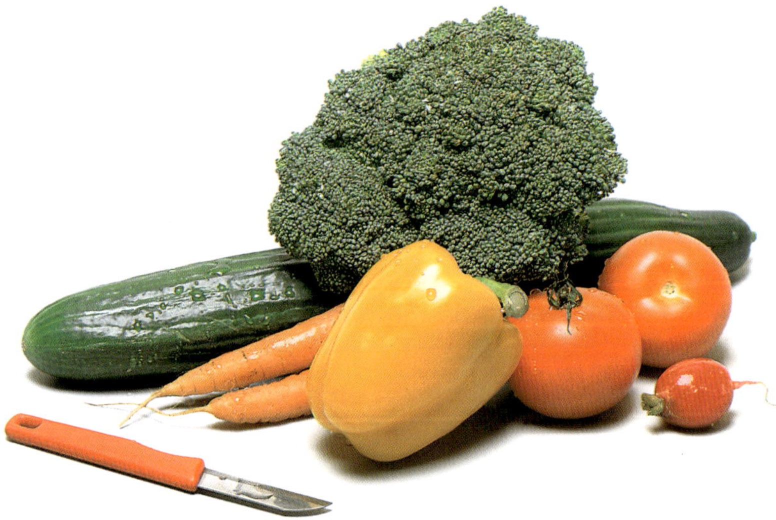

- Frisches Obst und Gemüse sind reiche Vitamin-C-Lieferanten.
- Der fürs Haar wichtige Enzym-Stoff Zink ist vor allem in Austern, Krabben, Leber, Eigelb, Muskelfleisch, Schnecken sowie allen Vollkornprodukten enthalten.

Es ist ganz wichtig, dass solche Lebensmittel immer wieder auf den Tisch kommen. Viele Menschen leiden z. B. an Zinkmangel, der meist überhaupt nicht erkannt wird. Anstatt dass ihnen übers Blut neue Zinklieferungen zugeführt werden, müssen die Zellen dann das kostbare Spurenelement sogar noch abtreten – damit z. B. lebensnotwendige Organfunktionen aufrechterhalten werden können. Gerade bei Stress, der ein großer Zinkräuber ist, passiert es nicht selten, dass es einem sprichwörtlich die Haare vom Kopf frisst. Auch der mentale, stille Stress, wie nicht bewältigte Konflikte, Kummer, verdrängte Probleme und Sorgen, frisst Zink aus dem Gewebe, damit mit der Hilfe dieses Mineralstoffs Stresshormone synthetisiert werden können. Ein Tipp von Experten: In der Apotheke ein Zinkpräparat kaufen und 30 Tage lang nach Beipackzettel einnehmen. Zinkdefizite im Gewebe werden dadurch wieder ausgeglichen.

Kummer und Stress schaden unserem Haar

Geheimnis Nr. 24

Unsere Haarzellen sind süchtig nach den Vitaminen B_2, B_6 und C. Bei Zinkmangel verlieren sie bis zu 60 Prozent ihrer Leistungskraft.

Haarzellen vor Freien Radikalen schützen

Wie bereits erwähnt, können diese kleinen, giftigen Moleküle auch ganz harmlos sein – wenn wir unsere Zellen nämlich durch ein stabiles Immunsystem schützen. Stress und Fehlernährung aber machen aus unserem Immunsystem nicht selten ein regelrechtes Wrack. Wie soll da unsere Haarpracht vor Freien Radikalen geschützt werden?

Ein Beispiel: Wir gehen auf eine Party – und schon geht der Stress los, bis morgens um halb vier: rauchgeschwängerte Luft, Lärm, Musik, Flirten, Tanzen, Alkohol, als Nährstoff-Lieferanten allenfalls ein paar Salzstangen. Wenn wir schließlich daheim angelangt sind und vor dem Badezimmerspiegel stehen, fährt uns vielleicht ein richtiger Schreck in die Glieder. Wir schauen aus, als hätte uns ein grausamer Zeitraffer Jahre unseres Lebens gestohlen: die Haut welk und bleich, das Gewebe schlaff und alt, der Blick stumpf und glanzlos – das Haar dünn und brüchig.

Da ist im Grunde nichts anderes passiert, als dass Freie Radikale die Gunst der Stunde genutzt haben, um unsere durch Stress und Schadstoffe geschwächten Körperzellen anzugreifen. Erst wenn wir dann schön ausschlafen und uns normal ernähren, gewinnen wir die verlorenen Jahre zurück. Auch das Haar braucht die vier wichtigsten Anti-Oxidanzien: die Vitamine A, C und E sowie das Spurenelement Selen. Das Haar muss also durch Nährstoffe neu aufgebaut, aber ebenso durch Immunstoffe geschützt werden. Deshalb empfiehlt es sich – besonders wenn Sie sich über längere Zeit sehr vitamin- und nährstoffarm ernährt haben –, in der Apotheke ein Anti-Oxidanzien-Kombipräparat zu kaufen und 30 Tage lang als Nahrungsergänzung einzunehmen.

So schützen und kräftigen Sie Ihr Haar

Geheimnis Nr. 25

Haarzellen sind enorm anfällig gegenüber Freien Radikalen; sie brauchen deshalb besonderen Immunschutz.

Was man für die Farbkraft des Haares tun kann

Ähnlich wie in der Haut und auch ähnlich wie in der farbigen Iris unserer Augen stecken auch in den haarbildenden Zellen winzige Zellen, die Pigmente herstellen, um das Haar zu färben. Doch über kurz über lang ergrauen immer mehr Haare auf unserem Kopf. Denn mit zunehmendem Alter verwerten wir die Nährstoffe schlechter, das Haar wird deshalb immer ungenügender versorgt. Neben einer gewissen Veranlagung hängt es aber auch nicht unwesentlich von uns selber ab, wie lange unseren Haaren ihre Farbpracht erhalten bleibt. Eine Hand voll Nährstoffe sind für die Pigmentbildung des Haars besonders wichtig: Dazu gehören vor allem vier B-Vitamine: Pantothensäure (B_5), Paraaminobenzoesäure (PABA), Folsäure und Biotin. B-Vitamine sind in Nahrungsmittel übrigens stets komplett als Familie vertreten, deshalb ist es verhältnismäßig einfach, sich über

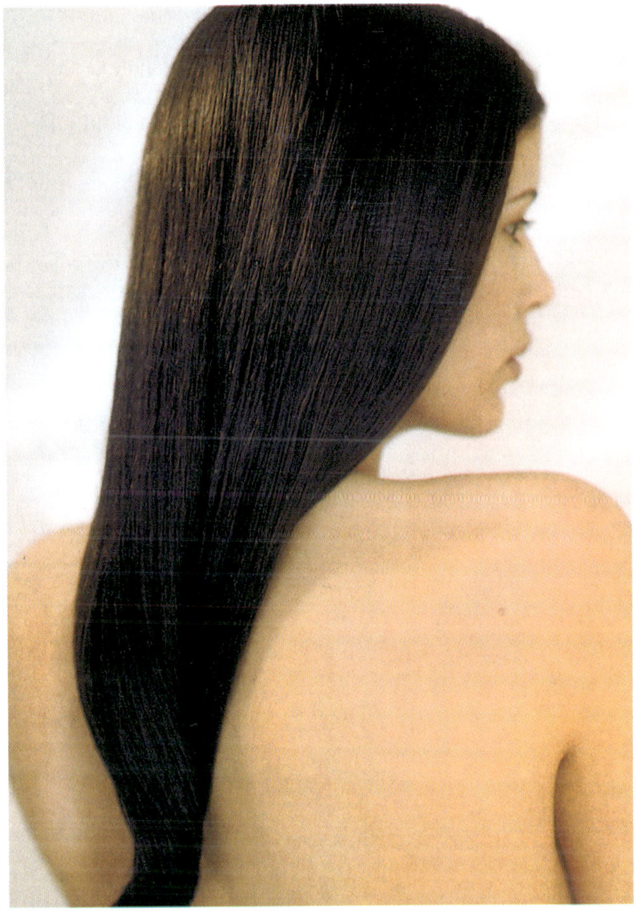

einen ausgewogenen Speiseplan mit ausreichend B-Vitaminen zu versorgen. Ideale Vitamin-B-Spender sind Vollkornprodukte, Naturreis, Samen, Nüsse, Kerne.
Die Pigment-Molekule des Haars werden durch die Aminosäure Tyrosin synthetisiert, wobei die beiden Spurenelemente Zink und Kupfer mitwirken. Kupfer ist in unserem Körpergewebe stets reichlich enthalten – möglicherweise sogar zu viel davon. Anders verhält es sich mit Zink. Wir leiden fast alle an Zinkmangel, weil dieses Spurenelement sehr rar ist. Unsere Landprodukte enthalten

zu wenig davon. Der Grund: Nach der Eiszeit haben Gletscherschmelzwasser große Mengen an Spurenelementen aus dem Boden herausgewaschen, Tausende Ernten haben die Agrarflächen noch ärmer gemacht. Deshalb ist Zinkmangel neben Folsäuremangel eines der häufigsten und am weitesten verbreitete Nährstoffdefizite. Hinzu kommt, dass Zink in unserem Stoffwechsel der Gegenspieler von Kupfer ist. Beide stehen normalerweise in einem physiologisch gesunden Gleichgewicht zueinander, halten sich gegenseitig unter Kontrolle. Wenn Zink im Gewebe, z. B. dem Haarboden, fehlt, konzentriert sich zu viel Kupfer in den Zellen – unter anderem gerät dann der extrem sensible Mechanismus der Pigmentgebung des Haars außer Kontrolle.

Geheimnis Nr. 26

Mit den richtigen Nährstoffen, vor allem mit Zink dem Haar seine Farbkraft länger erhalten.

Weiches, geschmeidiges, volles Haar – und ganz ohne Schuppen

Für lange und leuchtende Farbe braucht unser Haar B-Vitamine, Folsäure, Zink und Biotin.

Das Haar muss, gewissermaßen als »Außenposten« unseres Körpers, genau so gegen Feinde kämpfen wie unsere Haut. Es schützt uns, wird aber gleichzeitig durch alle möglichen Umwelteinflüsse arg strapaziert.

In den vielen Millionen Jahren der Evolution hat unser Haar aber solide Selbsterhaltungskräfte entwickelt, auch gegenüber krankheitserregenden Mikroben, die sich im Haarboden ansiedeln. Der Mechanismus funktioniert jedoch nur in einer natürlichen Umwelt – und nicht in überhitzten, trockenen, sauerstoffarmen Räumen. Und er funktioniert auch nur ohne ständige Kopfbedeckung. Auch ein Klimawechsel verkraften das Haar und die Kopfhaut nicht immer so ohne Weiteres.

Vor allem die empfindsamen Talgdrüsen mit ihrem genetischen Selbstreinigungsprogramm leiden unter unserer heutigen Lebensweise. Als Abwehr reagieren sie möglicherweise mit einer Überproduktion. Überschüssiger Talg reichert sich auf dem Haarboden an – die typische Seborrhoe. Der Talg wird ranzig, der Haarboden kann nicht mehr atmen, abgestorbene Protein-Partikel sammeln sich zu Schuppen. Schließlich kommt es zu einer ständigen so genannten Überproliferation mit andauernder Schuppenneubildung.
Viele Betroffene begehen den Fehler, ihr Haar zusätzlich mit oft bedenklichen Schuppen-Shampoos zu belasten. Vernünftiger ist es, sich in der Apotheke beraten zu lassen. Besonders milde Shampoos mit pflanzlichen Wirkstoffen sind hier zu empfehlen. Ebenfalls wichtig: auf ständige Kopfbedeckung, vor allem auf eng anliegende und knapp sitzende Kappen verzichten. Auch eng gebundenes oder geflochtenes Haar behindert die Selbstheilungskräfte.

Manchmal ist es allerdings unumgänglich, einen Hautarzt zu konsultieren, besonders wenn man neben Schuppen auch unter Juckreiz und Ekzemen auf der Kopfhaut leidet.

Geheimnis Nr. 27

Schuppen? Ursachen herausfinden und mit den richtigen Mitteln behandeln.

Unser Haar sehnt sich manchmal nach dem alten Steinzeitleben

Unsere Ahnen vor 100 000 Jahren hatten natürlich keinerlei Ahnung, wie man einen PC, einen Toaster oder eine Waschmaschine bedient. Deshalb waren sie aber noch lange nicht dumm. Sie lebten in nahezu völligem Einklang mit der Natur. Und wahrscheinlich waren sie auch viel fröhlicher als wir heutige Zeitgenossen.
An unseren Genen kann man ablesen, wie die Menschen seinerzeit lebten. Wissenschaftlern stehen inzwischen Analyse-Geräte zur Verfügung, mit deren Hilfe sie Zellen im Picogrammbereich untersuchen können – das sind billionstel Gramm. Sie gucken

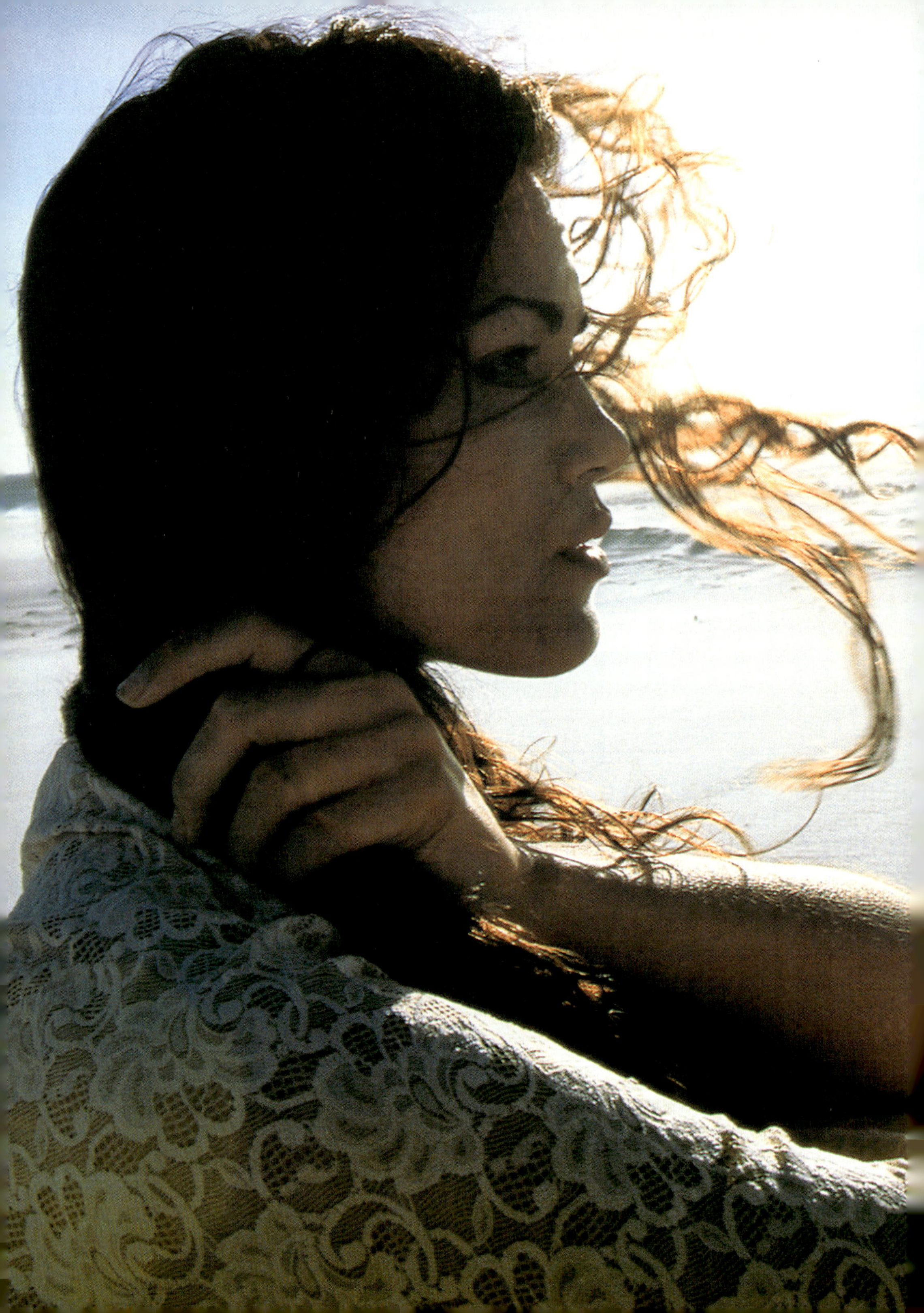

quasi wie durch eine riesige Lupe mitten in unsere Haarzellen hinein und können so beobachten, unter welchen Bedingungen unsere Haarzwiebeln die gleiche Leistung vollbringen wie die Haarzwiebeln unserer Urururahnen.
Unser Haar beneidet sicherlich das Haar der steinzeitlichen Menschen um seine Lebensbedingungen. Die modernen Geräte und Errungenschaften behagen ihm dagegen nicht sonderlich – es will lediglich nach seinem ureigenen genetischen Programm leben und ernährt werden. Gibt man dem Haar ganz einfach ein Stück Urwald zurück, bedankt es sich durch Fülle, Glanz und Farbe.
Die Anthropologen erklären uns, dass die Urmenschen täglich sehr viel weniger lang arbeiteten, als es in unserem modernen Zeitalter üblich ist. Auch waren sie dabei gemeinhin ständig an der frischen Luft und in steter Bewegung. Sie gingen zum Fischen oder Jagen, sammelten Knollen und Früchte oder auch Feuerholz. Die Poren ihrer Kopfhaut waren offen für die Aufnahme von Sauerstoff. Auch über die Blutversorgung wurden die Haarzellen reichlich mit Sauerstoff verwöhnt, außerdem mit allen anderen wachstumsfördernden Nährstoffen.

Jeder von uns sollte seinem Haar ein Stück Steinzeitexistenz zurückschenken. Das bedeutet: So oft hinaus ins Freie wie nur irgend möglich.

Wenn heutzutage eine Steinzeitfrau zufällig auf eine unserer Grillpartys gelangen würde, würden die Gäste sagen: »Es ist ziemlich schwer oder fast unmöglich, sich mit ihr über die Bilder von Cezanne, die letzten Landtagswahlen oder den neuen BMW zu unterhalten. Aber eines muss man ihr lassen: Sie hat das wundervollste, prächtigste, hinreißendste Haar, das ich je gesehen habe.«
Zellforscher raten uns. Man sollte wenigstens einmal im Monat einen ganzen Tag, von früh bis spät, im Freien verbringen, an einem Ort, der möglichst wenig von Umweltverschmutzung in Mitleidenschaft gezogen worden ist. Soweit es möglich ist, sollte man sich nicht einmal zum Mittagessen unter irgendein Dach begeben. Eine solche Tageskur hat eine enorm stimulierende Wir-

kung, vor allem auf das Haar. Wenn man daheim aus der Dusche hervortritt, das Haar trocknet und kämmt, spürt man dann den Beweis neuer Fülle zwischen den Fingern.

Geheimnis Nr. 28

Schenke deinem Haar die genetische Erinnerung – an das herrliche Leben im Freien vor vielen tausend Jahren.

Warum eigentlich brüchige Nägel?

Wenn man sich sicher ist, dass nicht eine Pilzerkrankung schuld ist an brüchigen oder verfärbten Nägeln, kann man durch eine optimierte Verdauung oft schnell Abhilfe schaffen.

Ein hoher Prozentsatz aller Frauen und Männer mit brüchigen Nägeln produzieren zu wenig Magensäure – dies haben Wissenschaftler herausgefunden. Die Nägel an Fingern und Zehen bestehen zu rund 98 Prozent aus Keratin, einem toten Protein-Hornstoff (ähnlich wie die Oberhaut und das Haar). Für ihre Eiweißversorgung brauchen die Nägel Aminosäuren, und die werden nur unter Beteiligung von viel Magensäure aus dem Nahrungsbrei freigesetzt.

Nahrungseiweiß haben wir täglich in Hülle und Fülle auf dem Teller. Das Problem: So ein Bissen Weihnachtsgans oder exotisches Tofucurry muss zerkleinert und weiter zerkleinert werden, bis von seinem Eiweißanteil nur noch die kleinsten Bausteine, die Aminosäuren, übrig bleiben. Deshalb ist die Vorverdauung im Magen so wichtig, das Tränken und Zersetzen mit Hilfe von Magensäure.

Mit zunehmendem Alter produzieren die meisten Menschen aber immer weniger Salzsäure zur Abgabe in den Magensaft. Dieses Defizit können moderne Zellforscher dann oft mit einem Blick an den Finger- und Fußnägeln ablesen.

Tipp von Experten: vor eiweißreichen Hauptmahlzeiten einen Säurelocker zu sich nehmen, z. B. den Saft einer halben Zitrone trinken oder etwas Apfelessig, in Wasser oder Mineralwasser aufgelöst. Daraufhin produzieren so genannte Belegzellen in der

Magenschleimhaut unverzüglich Salzsäure – die Nahrung wird optimal vorverdaut.
Was man noch tun kann: 30 Tage lang ein so genanntes Pankreatin-Präparat aus der Apotheke zusätzlich einnehmen. Es enthält Verdauungsenzyme für Kohlenhydrate, Fett und insbesondere für Eiweiß. Schon am nächsten Tag ist der Stuhlgeruch neutral, Beweis dafür, dass die Gesamtverdauung viel besser funktioniert.

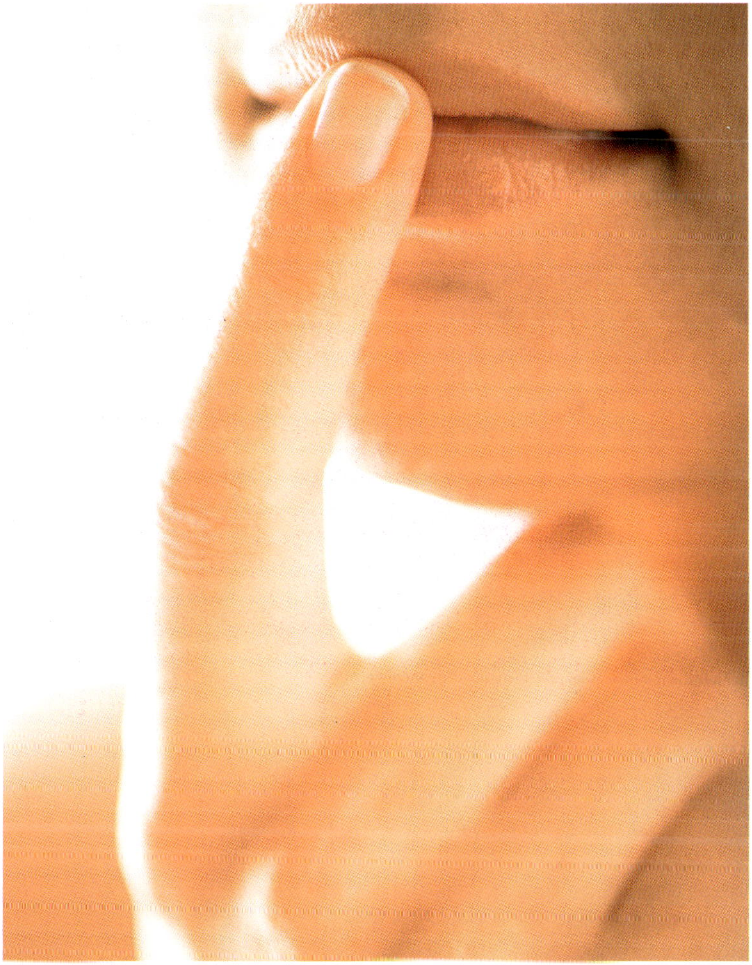

Nützlich sind des Weiteren Gelatinepräparate, die ebenfalls zur Festigkeit der Nägel beitragen.
Die Nägel und auch das Haar wachsen fester und glatter – und übrigens auch schneller. Schon nach einem Monat kann man erkennen, dass sich die nachwachsende Nagelplatte gesund und kräftig aus dem Nagelbett herausschiebt.

Geheimnis Nr. 29

Brüchige Nägel sind vielleicht nur ein Verdauungsproblem.

Was unsere Nägel sonst noch brauchen

Nagelpflege ist mehr als nur den passenden Lack aufzutragen.

Wir können unsere Nägel lackieren und anmalen oder sonst wie behandeln – gesünder werden sie deshalb nicht.
Zeichnen sich weiße Linien oder Punkte auf den Nägeln ab, könnten dies Symptome von Zinkmangel sein. Unregelmäßigkeiten auf der Oberfläche der Nagelplatte und brüchige Nägel sind oft Folge von Eiweißmangel (was man machen kann, lesen Sie bitte im vorangegangenen Kapitel). Wenn Vitamin A fehlt, splittern Nägel leicht. Das Vitamin bzw. sein Stoffwechselrohstoff, die Karotene, ist in allen grünen, gelben und roten Obst- und Gemüsearten enthalten, wie z. B. Paprika, Tomaten, Karotten, grünem Salat und Blattgemüse, Pfirsich, Aprikosen, Kürbis, Beeren. Eisenmangel ist häufig Ursache zu flach wachsender Nägel.
Dass Stress alle diese Nährstoffe frisst, haben Sie schon weiter oben erfahren. Jede stressfreie Stunde ist aus diesem Grunde ebenso Beitrag zur Nährstoffversorgung des Körpers wie ein gesundes Mittagessen. Wer sich also regelmäßig ausreichend Entspannung und Schlaf gönnt, kann – eine ausgewogene Ernährung vorausgesetzt – bald mit Befriedigung an den Fingernägeln ablesen, wie gesund der gesamte Stoffwechsel ist.

Geheimnis Nr. 30

Gesunde Kost und weniger Stress machen Nägel fest, glatt und schön.

JUGENDLICHES HAAR UND BENEIDENSWERTE NÄGEL IN NUR 30 TAGEN

- Gesunde Haarsträhnen wachsen aus gesunden Haarzwiebeln – deshalb stets mit viel Obst, Salat, Rohkost, Gemüse, Vollkorn und Milchprodukten füttern.
- Unser Haar will uns beschützen – und nicht umgekehrt. Es wünscht sich den Kontakt mit Regen, Wind, Kälte, Schnee oder Nebel.
- B-Vitamine und Spurenelemente sind Rohstoff für herrliche Nägel und Haare. Ein Grund mehr, gesund zu essen.
- Es stimmt tatsächlich: Man kann Farbe ins Haar hinein essen.
- Der Zustand unseres Haars hängt stark von der Wahl des Shampoos ab. Ruhig mal ein medizinisches Waschpräparat aus der Apotheke ausprobieren.
- Unser Haar braucht Sauerstoff. Deshalb viel ins Freie und sich tüchtig bewegen.
- Brüchige Nägel sind häufig Folge von Fehlernährung und zu wenig Magensäure. Vor der Hauptmahlzeit etwas Zitronensaft oder Apfelessig einnehmen, oder wenigstens den Salat mit Essig anmachen.
- Für weniger Stress, mehr Ruhe und Schlaf sorgen. Haare und Nägel reagieren schnell positiv darauf.

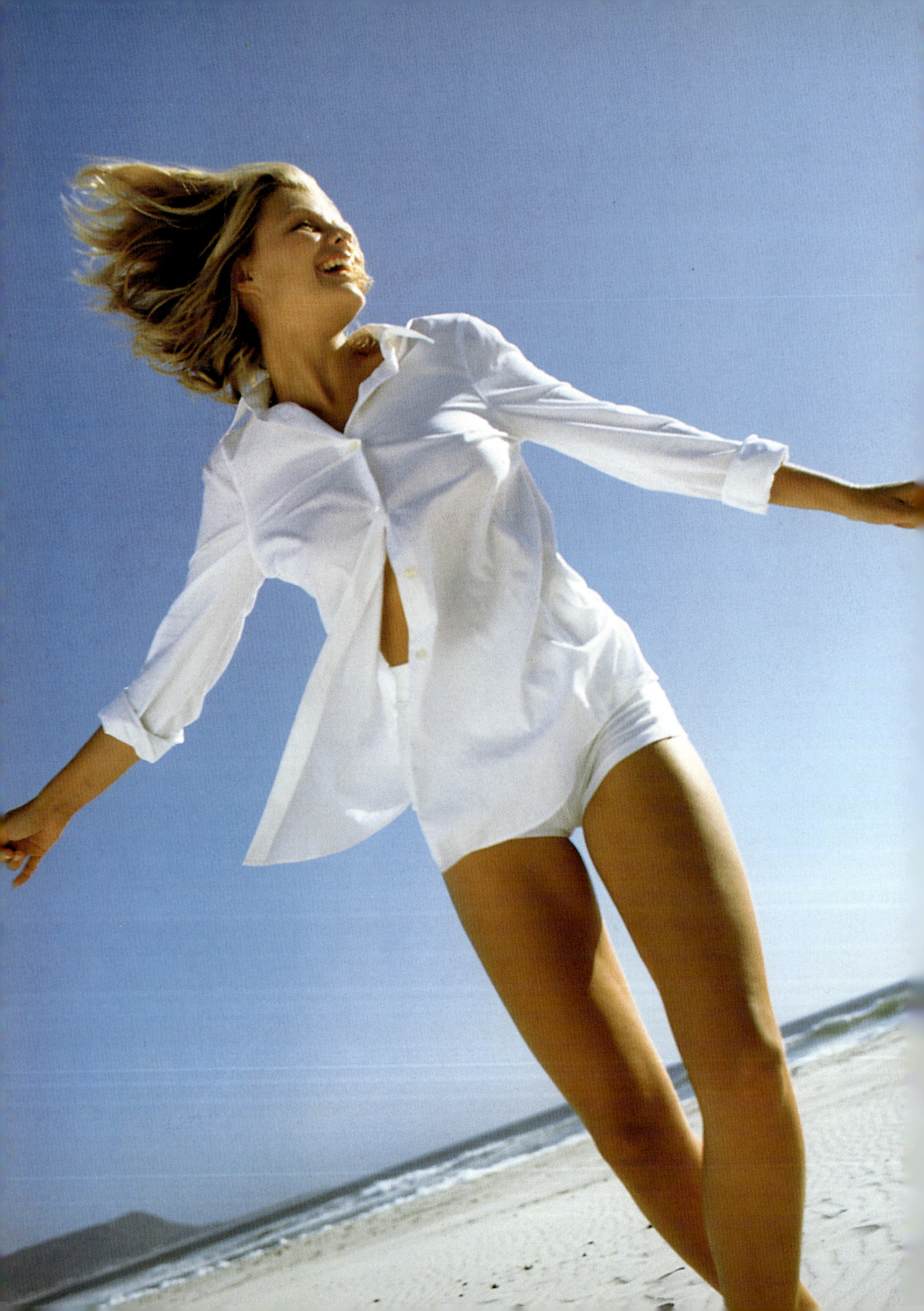

Das perfekte 30-Tage-Programm für feste Knochen und kräftige Zähne

Wenn unsere Knochen reden könnten …

… dann würden sie sich bitter darüber beklagen, wie rücksichts- und mitleidlos wir uns ihnen gegenüber verhalten. Leider interessieren sich viele Menschen nur für ihr Äußeres und überhaupt nicht dafür, wie es um ihr Inneres steht.

Unsere Knochen sind eine sehr spezielle Art von Bindegewebe. Als sich im Laufe der Evolution vor Millionen Jahren immer größere und kräftigere Lebewesen formten, brauchten die natürlich ein stabiles Skelettgerüst. So entwickelte sich Bindegewebe unter dem Einsatz robuster Gerüstsubstanzen weiter, bis eben die Knochen entstanden.

Gesunde Knochen haben einen extrem hohen Kalziumumsatz

Unsere menschlichen Knochen bestehen aus den festen äußeren Knochenhülsen und den eher schwammartigen inneren Knochen mit ihrem Knochenmark. Das Knochenmark produziert die lebensnotwendigen roten und weißen Blutkörperchen, muss deshalb besonders geschützt werden.

Drei verschiedene Knochenzellarten funktionieren beim Aufbau unseres Skeletts in fantastischer Weise zusammen: 1) die Osteoblasten, die Knochenmasse bilden, 2) die Osteozyten, das sind die bereits fertigen Knochenzellen, und 3) die Osteoklasten, große Zellen, die Knochenmasse absorbieren können. Die Knochen bestehen vorwiegend aus Kalzium und Phosphor. Wenn man sie unterm Mikroskop untersucht, entdeckt man aber noch mindestens 50 weitere unverzichtbare Nährsubstanzen.

Gesunde Knochen haben einen extrem hohen Kalziumumsatz. Sie brauchen ständig erhebliche Mengen von diesem Mineral, weil sie ständig verbrauchtes Kalzium abgeben. Je nachdem, wie viel Kalzium (und andere Nährstoffe) den Knochenzellen zugeführt werden und wie stark Knochen belastet werden, ändert sich ihre Festigkeit von Stunde zu Stunde, von Minute zu Minute.

Geheimnis Nr. 31

Den Knochenaufbau unterstützen, den Abbau von Knochenmasse gleichzeitig bremsen.

Knochen mögen keine Kalziumtabletten

Sich gesund ernähren und gleichzeitig ein wenig Sport und Gymnastik reichen für einen gesunden Knochenbau vollkommen aus.

Kalziumreiche Ernährung ein Leben lang – gibt unseren Knochen Festigkeit.

Dabei dreht sich viel um das Mineral Kalzium. In jedem Erwachsenen stecken etwa 1,2 Kilogramm davon, in Männern mehr als in Frauen. 99 Prozent allen Kalziums befindet sich in unseren Knochen, der Rest in den Nerven, wo das Mineral unverzichtbare Aufgaben erfüllt. Wenn das Blut keine ausreichend hohen Kalziumkonzentrationen enthält, holt sich der Stoffwechsel das Mineral unausweichlich aus der Knochenmasse, das Skelett wird dabei schwächer und schwächer. Menschen, die nervlich ständig massiv belastet sind, leiden deshalb häufig an schwachen Knochen und auch an schlechten Zähne.

Kalziumtabletten schlucken ist alles andere als empfehlenswert, schadet den Knochen oft eher, als dass es Nutzen bringt. Die Knochenmineralien Kalzium und Phosphor (und auch Magnesium) stehen idealerweise zueinander in einem sehr ausgewogenen Verhältnis. Nur so kann sich genügend Knochenzement, das so genannte Hydroxyapatit, bilden. Wissenschaftler sprechen dabei von einer physiologisch optimalen Kalzium-zu-Phosphor-Ratio.

Zu viel Kalzium jedoch kann den Knochen ebenso schaden wie zu viel Phosphor. Wenn Kalziumtabletten geschluckt werden, werden von dem Nährstoff gerade mal zehn Prozent, oft nur vier oder fünf Prozent über die Darmschleimhaut ins Blut aufgenommen. Doch dies ist noch das geringste Problem. Kalzium als Monopräparat führt zum Ausscheiden von Phosphor über Nieren und Blase. Deshalb geben Neurologen ihren Patienten mitunter Kalziumtabletten, um krankhafte Überkonzentrationen von Phosphor abzubauen.

Kalziumtabletten senken die Phosphor-Aufnahme im Darm von normal etwa 70 Prozent bis auf bedenkliche 30 Prozent – je nachdem, wie viel Kalzium geschluckt wird. Damit das physiologisch gesunde Kalzium-Phosphor-Verhältnis wieder korrigiert wird, entzieht der Stoffwechsel den Knochen Phosphor, und die Knochen werden geschwächt, oft sogar in katastrophaler Weise. Wenn ein Mensch täglich mehr als zwei bis vier Gramm Kalzium in Form von Tabletten schluckt, erhöhen sich außerdem die Risiken verminderter Eisenverwertung und auch die eines Nierenschadens.

Wichtig ist ein gesundes Kalzium-Phosphorverhältnis in unseren Knochen.

Noch schlimmer freilich als die Einnahme von Kalziumtabletten wirkt sich ein Überfluss von Phosphor aus. Praktisch alle industriell hergestellten Lebensmittel wie Pizza, Hamburger, Wurst, Cola oder zuckerhaltige Limonaden strotzen von Phosphaten, den Phosphorsalzen. Eine saftig-knackige Bockwurst, heruntergeschluckt mit einer Cola, ist eine reine Phosphat-Bombe.

Was geschieht danach? Rund 70 Minuten später schrillen in bestimmten Drüsen die Alarmglocken. Parathormon wird in höchs ter Eile ins Blut gepumpt, es frisst Kalzium aus den Knochen, um die normale Knochen-Phosphor-Ratio wieder herzustellen.

Deshalb leiden gerade die Knochen besonders darunter, wenn sich ein Mensch ungesund ernährt – und sein Nährstoffdefizit dann durch die Einnahme von Tabletten zu korrigieren versucht.

Geheimnis Nr. 32

Unsere Knochen lieben Käse. Er ist reich an Kalzium, mit einem gesunden Verhältnis zu Phosphor.

Nährstoffe, die unser Skelett dringend benötigt

Kalzium ist – wie schon erwähnt – der wichtigste davon. Enthalten ist das Mineral besonders reich in allen Arten von Käse, Milch und anderen Milchprodukten wie Joghurt, Quark, Kefir, Dickmilch usw. Dies hat die Natur so vorgesehen, weil rasch heranwachsende Tierbabys verständlicherweise viel Kalzium für ihren Knochenbau brauchen. Auch Muttermilch enthält viel Kalzium. Aber auch andere Lebensmittel sind reich an diesem Mineralstoff: Nüsse, Mandeln, Feigen, Eier, Hülsenfrüchte, Kohl, Spinat, Fenchel, Fisch und sogar Schokolade.

Viele Menschen klagen darüber, dass sie einerseits viel Käse essen, trotzdem jedoch schwache Knochen haben. Das kann durchaus sein; Kalzium ist nämlich (ähnlich wie Eiweiß und Eisen) auf viel Magensäure angewiesen. Nur so kann es löslich gemacht – elektrisch aufgeladen, oder anders ausgedrückt ionisiert – werden, wie die Wissenschaftler sagen. Sonst ist das Mineral nichts anderes als toter Kalk, kann metabolisch, also im Stoffwechsel, nicht genutzt werden.

Wenn es der richtige Snack ist, dann können Sie Ihren Knochen damit auf die Sprünge helfen – geeignet sind Nüsse, Samen, Sonnenblumenkerne oder Bananen.

Wenn Kalzium nicht lösbar gemacht wird, kann es sogar schädlich sein. Es kristallisiert dann und setzt sich in Form von Ablagerungen in Gelenken fest, oft Ursache von Arthritis oder Gelenkschmerzen. Ungelöstes Kalzium trägt auch zur Arteriosklerose bei, wenn es zusammen mit oxidiertem Cholesterin, toten Gerinnungsstoffen und anderen Substanzen Plaques an den Innenwänden der Arterien bildet. Und es führt auch zu rascherer Faltenbildung, wenn es unter der Haut verkrustet, mit totem Eiweißmüll, ranzigem Cholesterin und anderen leblosen Substanzen, die vom Blut nicht mehr abtransportiert werden können.

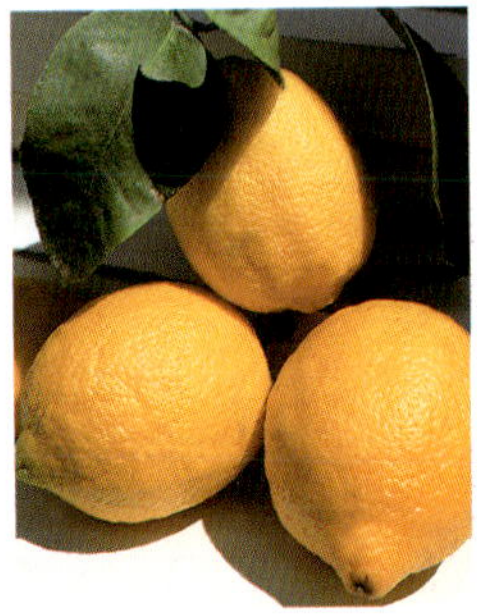

Für Kalzium gilt demnach Ähnliches wie für Eiweiß: vor der Hauptmahlzeit einen Säurelocker wie Zitronensaft oder Apfelessig trinken. Ebenfalls empfehlenswert: Soja-Lezithin aus dem Reformhaus als Nahrungsergänzung einnehmen. Es enthält bis zu 40 Prozent Phosphatidylcholin, eine vitaminähnliche Substanz, die im Vagus-Nerv, einem mächtigen Verdauungsnerv, sogenannte cholinerge Neuronen besetzt, die ebenfalls die Produktion von Magensäure stimulieren. Knochen brauchen auch Magnesium, einen der besten Verjüngungsstoffe überhaupt. Ideal: bei den kleinen Snacks an Magnesium denken, das z. B. reich in Nüssen, Samen und Kernen enthalten ist. Lieblingsvitamin der Knochen ist B_{12}, das knochenbildende Zellen für den Aufbau neuer Knochenmasse benötigen. Enthalten ist das Vitamin in Leber, Nieren, Fleisch und Fisch. Vegetarier können ihren B_{12}-Haushalt mit Joghurt oder Sauerkraut decken, Lebensmittel, die B_{12}-produzierende Bakterien in unserer Darmflora füttern.

Auch Vitamin K ist unverzichtbar für starke Knochen, es wirkt dabei mit Vitamin D und Kalzium eng zusammen. Enthalten ist Vitamin K (das außerdem für die Blutgerinnung von Bedeutung ist) in Kohl, Spinat, Brokkoli, grünem Salat, grünen Bohnen, Gurken und Blumenkohl.

Die Sonne macht Knochen bärenstark.

Unverzichtbar für die Stabilität und Gesundheit unserer Knochen ist das Licht der Sonne. Weil Sonnenstrahlen aber nicht in unseren Körper hineinkriechen und zu den Genen vordringen können, hat sich die Natur etwas anderes einfallen lassen: Sie schaltet Boten dazwischen, Sendboten, die auf unserer Haut Aufträge der Sonne entgegennehmen und z. B. zu den Knochen weitertragen. Diese Sendboten sind die Vitamin-D-Hormone.

Die kleinen D-Moleküle aktivieren nicht nur genetische Vitalimpulse aus Zellkernen heraus, sondern sie helfen auch dem Knochenmineral Kalzium beim Transport durch die Darmschleimhaut ins Blut. Außerdem helfen sie mit, Kalziumsalze in Knochen und Zähne einzubauen. Sie regulieren ebenso die Phosphor-Balance des Körpers und das gesunde Verhältnis von Kalzium zu Phosphor, beides Voraussetzung für kräftige Knochen.

Man kann Vitamin D auch essen. Das ist besonders in der dunklen, lichtarmen Jahreszeit wichtig.

Das Vitamin D ist fettlöslich. Im Darm wird es mit Hilfe von Galle absorbiert, danach als so genanntes 25-Hydroxycalciferol zu den Nieren transportiert. Hier wird es dynamisch aufgeladen – und ist bereit für seinen Einsatz im Dienste eines gesunden Skeletts. Vitamin D ist quasi die Sonne in unserem Stoffwechsel, deshalb sollten wir uns auch immer wieder der Sonne aussetzen, um reichlich D-Moleküle aufzutanken. Je älter wir werden, desto mehr Sonnenlicht brauchen wir.

Vitamin D findet sich außerdem auch in verschiedenen Lebensmitteln: Kaltwasserfische wie Makrelen, Lachs, Heilbutt, Kabeljau, Forelle oder Sardinen sind sehr reich an Vitamin D. Auch Leber, Nieren, Milch, Eier und Vollkornprodukte enthalten Vitamin D. Eine traditionelle Nahrungsergänzung stellt Lebertran dar, der ebenfalls sehr viel Vitamin A enthält.

Geheimnis Nr. 33

Auch Knochen haben ihre Lieblingsspeisen. Warum sollen wir sie nicht damit füttern?

Osteoporose: Das vermeidbare Leiden

Während und nach der Menopause verlieren Frauen mehr und mehr die Fähigkeit zur Produktion von Östrogen. Dieses Hormon verhindert den Knochenabbau und kurbelt den Einbau von Kalzium in die Knochenmatrix an. Östrogen erhöht auch die Produktion eines anderen Hormons, Calcitonin, das darüber wacht, dass den Knochen nicht zu viel Kalzium entzogen wird.

Was sich zusätzlich auswirkt: Nach der letzten Menstruation verlieren Frauen mit zunehmendem Alter immer mehr Kalzium am Morgen, mit dem Harn. Mit der für uns leider oft typischen, ungesunden Ernährungsweise kann der schleichende Knochenverlust nicht aufgefangen werden, auch durch Kalziumtabletten nicht. Es ist deshalb kein Wunder, dass viele Frauen nach der Menopause jährlich bis zu anderthalb Prozent ihrer Knochenmasse verlieren.

Das Syndrom ist bekannt als Osteoporose. Im schlimmsten Fall kann ein einziger falscher Schritt zum Knöchelbruch führen.

Nach der Menopause synthetisieren Frauen auch weniger Vitamin D in Hautzellen, was den Zustand ihrer Knochen weiter verschlechtert. Aber auch Männer können davon betroffen sein.

Hinzu kommt noch, dass die Fähigkeit abnimmt, Vitamin D in die biologisch und stoffwechselaktive Form Calciferol umzuwandeln. Sie scheiden mit dem Urin auch zu viel Prolin aus, einen Eiweißbaustein, der ebenfalls zu den Rohstoffen beim Knochenbau zählt.

Es gibt aber auch gute Nachrichten: Knochenschwund, die Osteoporose, kann auch nach der Menopause verhindert werden. Allerdings sollte man rechtzeitig mit der Vorbeugung beginnen, denn wenn die ersten Symptome vom Arzt festgestellt werden, ist die Krankheit schon in vollem Gange.

Osteoporose kann verhindert werden – je früher man mit der Vorbeugung beginnt, umso besser funktioniert das.

Folgendermaßen lauten die Expertentipps zur Verhinderung einer Osteoporose:

- Viel Vitamin-C-reiche, frische Früchte essen. Das Vitamin aktiviert den Einbau von Kalzium in Knochen.
- Das Spurenelement Boron (in Gemüse, Nüssen, Obst) hemmt das oft fatale Ausscheiden von Kalzium mit dem morgendlichen Urin.
- Mit dem Verzehr von viel Käse, Milch, Joghurt und Quark kann man dem Skelett enorm helfen.

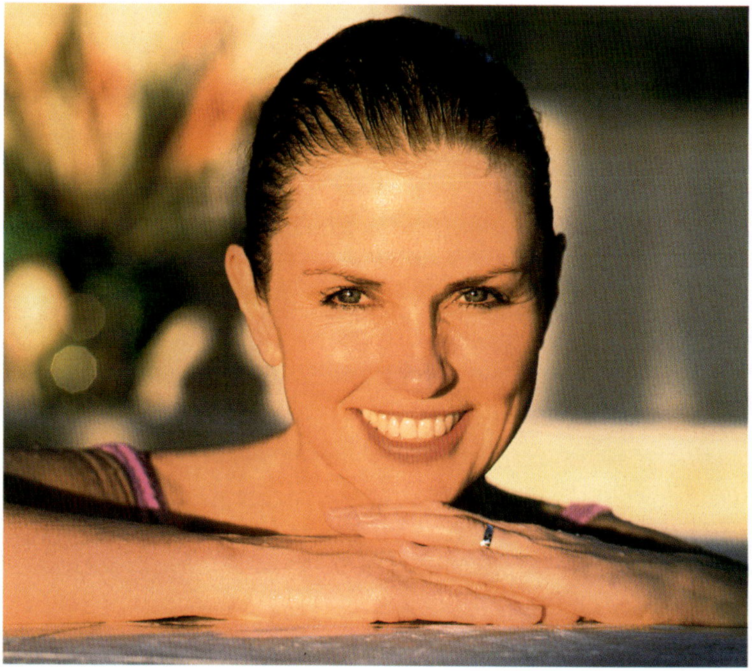

- Mit zunehmendem Alter auch möglichst viel raus ans Sonnenlicht – ohne dabei den Schutz vor UV-Strahlen zu vergessen. Der Körper ist jetzt geradezu süchtig nach Vitamin D.
- Nach der Menopause produzieren die Nebennieren weiterhin Östrogen – wenn sie gut genährt sind. Sie brauchen dafür vor allem Lebensmittel, die reich an natürlichen, pflanzlichen Fettstoffen sind: Vollkornprodukte, Samen, Nüsse, Avocado oder auch Soja-Lezithin als Nahrungsergänzung.
- Und die Knochen wollen belastet sein, Gymnastik und Sport tragen enorm zu ihrer Leistungsfähigkeit bei.

Geheimnis Nr. 34

Osteoporose muss nicht sein. Man kann sie mit entsprechender Vorbeugung verhindern

Die Knochen belasten, dann arbeitet Ihr Stoffwechsel besser

Unser Genotyp ist die Summe von rund 80 000 Genen, die uns als Menschen charakterisieren. Jeder Mensch hat aber seinen eigenen, individuellen Phänotyp, der ihm seine unverwechselbare Individualität verleiht: blond oder dunkel, mager oder stämmig, musisch oder technisch begabt usw.

Gene haben auch die Fähigkeit, Menschen an veränderte Lebensumstände anzupassen. Bewegungsmangel über viele Jahre hinweg führt zu so genannten Punktmutationen einzelner Gene, speziell jener, die den Knochenbau anregen. Der Phänotyp kann also beeinflusst werden – im guten, wie auch im schlechten Sinne. Wer Sport treibt, Gymnastik, Stretching, viel zu Fuß unternimmt, kann negative Genmutationen verhindern, den Knochenverlust stoppen und die Produktion neuer Knochenmasse ankurbeln. Wissenschaftler haben herausgefunden, dass beispielsweise Frauen, die nach der Menopause täglich eine Stunde Tennis spielen, bis ins hohe Alter überhaupt keine Osteoporose bekommen.

Je mehr Knochen belastet werden, desto kräftiger sind und bleiben sie. Je knochenfreundlicher wir uns ernähren – z. B. mit viel Milch und Milchprodukten – desto tatkräftiger können wir selbst mithelfen, dass das Skelett robust und fest bleibt

Geheimnis Nr. 35

Den Bau neuer Knochenmasse ankurbeln – durch tägliche Bewegung und Belastung.

Ideal: Mit kleinen Hanteln die Knochen kräftigen

Jeder Schritt, den wir tun, erhöht den Druck auf unser Skelett. Wenn ein Mensch krank ist und im Bett liegt, fehlt dieser Druck, und die Knochen werden schwach. Der erste Schritt aus dem Bett heraus beschleunigt aber bereits Erholungsvorgänge im Skelett. Knochen gesund ernähren ist deshalb nur eine Hälfte dessen, was wir für sie tun können. Knochen belasten ist die zweite Hälfte – und am wirksamsten funktioniert dies mit kleinen Hanteln und Gewichten.

Man kann sie im Sportfachgeschäft kaufen – hübsch anzusehende, kleine blaue, rote, hellgrüne, pinkfarbene Handhanteln oder Gewichte, die man sich mit einem Klettverschluss um Knöchel oder Handgelenke schnallt. Sie erhöhen den Druck aufs Skelett, ohne dass man es als große Belastung empfindet. Der Vorteil: Man kann seine Fitnessübungen abkürzen, mit dem gleichen Effekt.

Ein 3-Minuten-Programm mit vier 1-Kilo-Gewichten (um Waden und Handgelenke) wirkt ebenso knochenkräftigend wie ein 30-Minuten-Programm ohne zusätzliche Gewichte.

Bewegung macht die Knochen stark.

Schon eine erste solche 3-Minuten-Übung (z. B. Stretching oder Aerobic) belebt den Knochenstoffwechsel enorm, dies haben Wissenschaftler herausgefunden. Sie erklären: »Wenn die Leute wüssten, wie segensreich sich derlei Fitnessprogramme auf den Knochenbau auswirken, würden sie sich sofort kleine farbige Hanteln und Gewichte kaufen und damit beginnen. Die Arbeit mit kleinen Gewichten wirkt vorbeugend und heilend auf Osteoporose und mindert die Gefahr von Knochensplitterungen und -brüchen.«

Vorher sollte man sich allerdings etwas warm machen, mit einfachen Stretching-Bewegungen. Diese verbessern die Durchblutung, die Muskeln und Sehnen werden geschmeidiger und flexibler. So vermeidet man das Risiko z. B. einer Zerrung oder anderer Sportverletzungen. Die Knochen freuen sich über jede Art von Bewegung: Spazieren gehen, Bergwandern, Jogging, Rad fahren, Schwimmen, Jazzdance, Gymnastik. Übungen daheim auf einem kleinen Trampolin sind besonders nützlich, mit ihrem Wechsel von Be- und Entlastung. Dadurch wird der Zellstoffwechsel der Knochen mehr angeregt als etwa beim Wandern.

Geheimnis Nr. 36

Die Knochen wollen spüren, zu welchem Zweck sie von der Natur geschaffen wurden.

Wie man seine Gelenke verjüngen kann

Leiden Sie manchmal unter Gelenkschmerzen? Sind Ihre Gelenke manchmal steif, so dass sportliche Übungen sogar schwer fallen? Dies muss und soll nicht sein, schließlich sind Gelenke ja so konstruiert, dass sie möglichst beweglich sind.
Gelenke sind flexible Verbindungen zwischen Knochen, mit ihnen fest verbunden durch kräftige, elastische Bänder aus Bindegewebe. Ihre Gelenkhöhlen sind durch Knorpel gepolstert, so können Knochen nicht aneinander reiben und Schmerzen oder Unbehagen verursachen. Darüber hinaus wirken Gelenke wie

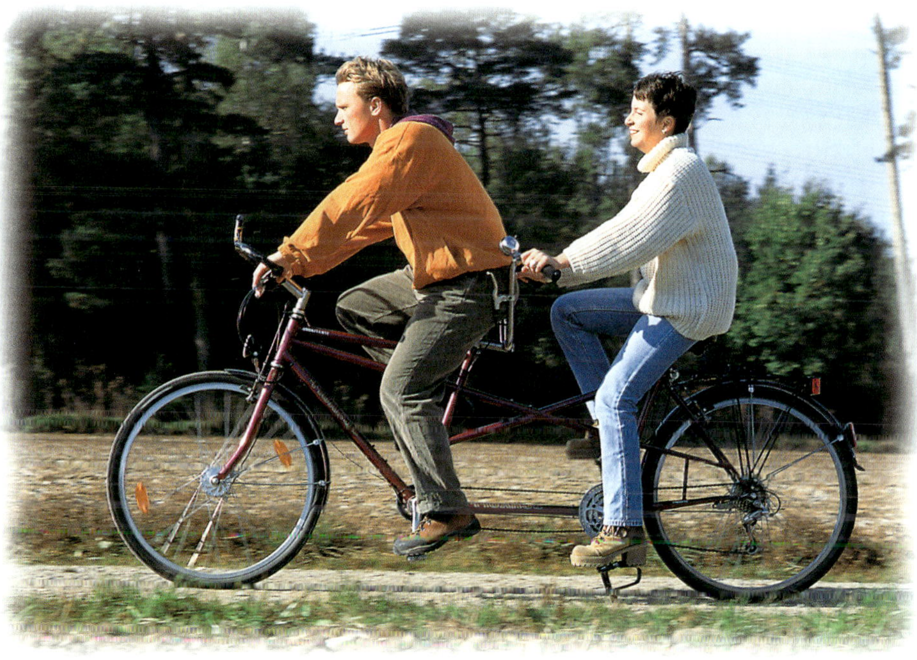

Stoßdämpfer im Auto. Ihre Höhlen sind mit so genannter Synovial-Flüssigkeit ausgefüllt, einer gallertartigen Gelenkschmiere. Knorpel und Synovial-Flüssigkeit enthalten erhebliche Mengen an Proteoglykanen, Molekülen, die wie ein Schwamm Wasser und Mineralsalze aufsaugen können. Diese Proteoglykane sind es, die ein gesundes Gelenk so wundervoll weich und geschmeidig arbeiten lassen.

Wenn aber Proteoglykane wegen Fehlernährung abgebaut werden und die Gelenkschmiere ausdünnt, verlieren Gelenke schnell ihre ursprüngliche Beweglichkeit. Die Synovial-Membran, die die Gelenkflüssigkeit in der Gelenkkapsel abschließt, schwillt dann an – und Synovial-Flüssigkeit tritt aus. Die Knorpel werden geschwächt, reiben sich aneinander, es kommt zu Entzündungen, zwangsläufig verbunden mit Schmerzen. Die ersten Warnzeichen: schmerzhafte Empfindungen und Steifheitsgefühle, wenn Gelenke unterkühlt sind (durch Nässe, Zugluft) und gleichzeitig belastet werden.

Gut ernährt und gut durchblutet – das macht die Gelenke stark.

Unsere Gelenke sind deswegen ganz besonders auf gesunde Kost angewiesen. Sie wollen auch gut durchblutet sein, deshalb sollte man sie stets warm halten, insbesondere bei Belastung. Sind Gelenkschmerzen erst mal da, empfehlen sich wollene Gelenkwärmer oder -bandagen, die man im Sanitätshaus oder in der Apotheke kaufen kann. Auch sollte man weder die Gelenke einseitig belasten, noch sie durch mangelnde Bewegung vollkommen »einrosten« lassen. Wenn Sie sich nicht sicher sind, welche sportliche Betätigung für Sie bei Gelenkproblemen geeignet sein könnte, sprechen Sie mit Ihrem Arzt oder einem Physiotherapeuten.

Geheimnis Nr. 37

Gelenke sind sehr empfindlich, sie brauchen mehr Fürsorge und Zuwendung als andere Körperteile.

Lachen und beißen – mit kräftigen weißen Zähnen

Unser Gebiss besteht aus 32 Zähnen. Die haben es nicht leicht. Sie müssen Lebensmittel zerkleinern, manchmal recht harte oder zähe wie altes Brot. Aber über solche schwer kaubare Bissen freuen sich Zähne am allermeisten. Ganz klar, dass Zähne äußerst fest verankert sein müssen.

Das Alveolar-Bein im Kiefer hat deshalb den höchsten Kalzium-Umsatz im ganzen Körper. Und noch ein Superlativ: Die feine Enamel-Schicht auf unseren Zähnen ist die festeste Substanz im Körper.

Unsere Zähne haben einen harten Job – beißen und kauen und das ein Leben lang.

Ähnlich wie Knochen bestehen Zähne vorwiegend aus Kalzium und Phosphor. Wenn man den Zahnschmelz und die weiße Zahnsubstanz im Spiegel ansieht, sieht sie ganz glatt und poliert aus. Man würde niemals glauben, dass diese Substanz durch irgendwelche Gefäße versorgt wird.

In Wirklichkeit aber ist die harte Außenschicht der Zähne von unzähligen feinen und feinsten Kanälen und Tunnels durchzogen, durch die Moleküle, Atome oder Ionen, die Atomteilchen, hindurchschlüpfen und die Zahnoberfläche erreichen können.

In der darunter liegenden Dentin-Schicht weiten sich die Kanälchen und Transportwege, so dass hier schon Vitamine, Mineralstoffe und Proteine weitergeleitet werden können. Zähne werden also aus dem Körper heraus ständig mit Nährstoffen versorgt und gleichzeitig durch Immunsubstanzen im Speichel geschützt.

Geheimnis Nr. 38

Die Enamel-Schicht auf unseren Zähnen ist die festeste Substanz unseres Körpers.

Was tun gegen Karies?

Karies ist Zahnverfall, so etwas Ähnliches wie eine Einladung an Bakterien, in Zahnhöhlen einzudringen und ihr Vernichtungswerk zu beginnen. Wenn wir Süßes oder auch Weißmehlprodukte essen und dazu womöglich noch süße Limonade oder Cola trinken, bleiben Nahrungsreste in den Zahnhöhlen haften, es sei denn, sie werden durch sorgfältiges Zähneputzen herausgespült. Ist dies nicht der Fall, sammeln sich Bakterien an ihnen und vermehren sich rasch zu riesigen Kolonien.

Schützen Sie Ihre Zähne vor den Säureattacken des Zuckers.

Was sich so verheerend auswirkt: eine Bakterien-Generation umfasst nicht etwa 24 Jahre wie bei uns Menschen, sondern nur ein paar Stunden oder gar Minuten. Die Vermehrung ist demnach explosiv. Wenn wir Schokolade essen, ernähren sich Bakterien von den darin enthaltenen Zuckersubstanzen, verdauen diese und scheiden organische Säuren aus, die den Zahnschmelz angreifen. Dieser Prozess dauert nicht länger als zehn Minuten, von dem Moment an, in dem wir das Stückchen Schokolade in den Mund schieben. Die Ausscheidungen der Bakterien machen nicht nur den Schutzfilm der Zähne, sondern auch den Speichel sauer. Die Zähne sind dann Säureattacken im Mundraum wehrlos ausgesetzt. Wer nun weiterhin Süßes isst oder trinkt, oder sich von Kuchen, Weißbrot, Pizza, Nudeln usw. ernährt, befördert praktisch den Dauerangriff der Bakterien auf sein Gebiss. Erst wenn sich der oder die Betroffene gesund ernährt, finden Bakterien keine Nahrung mehr, und im Mund bildet sich wieder ein gesundes Schutzmilieu zurück.

Karies wird irgendwann zu einer chronischen Infektion, wenn sie vom Zahnarzt nicht behandelt wird. Erst wenn die von Streptokokken befallenen Zahnhöhlen von diesen Bakterien befreit sind, darf man – hin und wieder – etwas Süßes essen. Am besten ist es aber, ganz darauf zu verzichten. Sukrose im weißen Dosenzucker – neben Glukose die kleinste Einheit der Kohlenhydrate – ist die

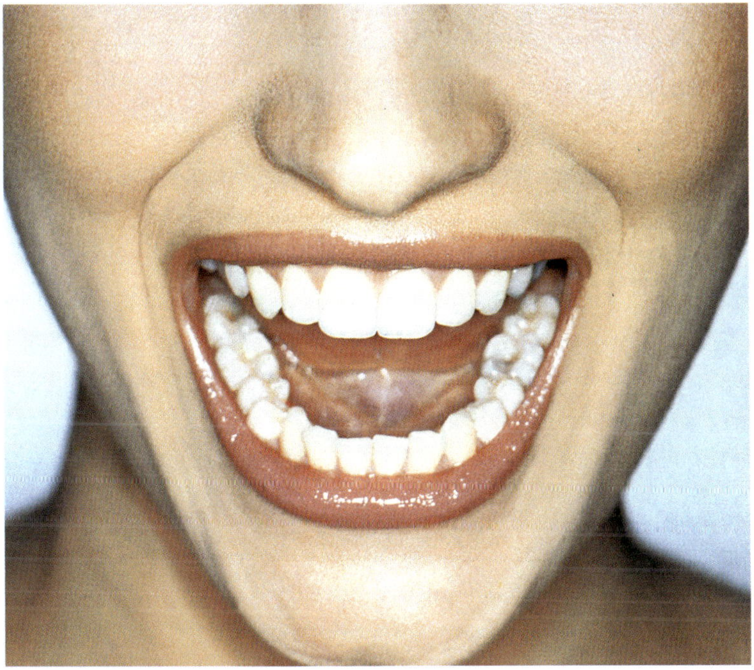

Lieblingsspeise der Karies-Bakterien. Aus dieser Zuckerart entstehen Glukane, Polysaccharid-Moleküle, die sich als organische Schicht fest auf den Zahnschmelz kleben. Innerhalb von Minuten wird diese unlösliche, fest sitzende Schicht zur Heimat von Myriaden an Bakterien.

Eine gesunde Ernährung und regelmäßige Zahnpflege sind die Voraussetzungen für ein gesundes Schutzmilieu in unserem Mund

Das Paradies der Bakterien

- **Karies-Bakterien kriechen in die allerwinzigsten Risse und Löcher.**
- **Nicht anders als Bären oder Murmeltiere vorm Winterschlaf sorgen sie für die Zukunft vor. Zu dem Zweck produzieren sie aus Zucker Fruktane, eine Art Depot-Zucker. Dieses ganz spezielle Polysaccharid bzw. Kohlenhydrat lässt sich wunderbar speichern und jederzeit wieder in fressbare Zuckernahrung zurückverwandeln.**

- **Auf diese Weise entsteht in unserem Mund möglicherweise ein permanent saures Milieu, das den Zähnen unablässig zusetzt. Wenn man abends vorm Schlafengehen noch etwas Süßes nascht, ohne sich anschließend die Zähne zu putzen, dann jubeln die Bakterien natürlich ganz besonders über ihr Paradies.**
- **Auch süße Früchte oder süßer Fruchtsaft enthält Zucker, den Fruchtzucker oder Fruktose, den die Bakterien als Nahrung lieben. Süße Äpfel, Bananen oder Weintrauben enthalten bis zu 15 Prozent Zucker, Orangen, Birnen oder Beeren bis zu acht Prozent.**
- **Die kariesverursachenden Plaque-Bakterien produzieren eine klebrige Masse auf den Zähnen. Der Säurewert in dieser Masse und überhaupt im gesamten Mundbereich sinkt nach dem Genuss von Süßem auf einen kritischen pH-Wert zwischen 5,3 und 5,7. Unter diesem Säureangriff beginnt die Demineralisierung der Zähne, der Abbau von Zahnschutzmasse.**
- **Wer sich den Tag über weiterhin von Süßem, süßen Getränken, hellen Teigwaren und Mehlprodukten ernährt, sorgt dafür, dass der bedrohliche Säurewert den ganzen Tag über bestehen bleibt, vielleicht sogar auch die Nacht über. Ein massiver Kariesangriff kann dann innerhalb weniger Wochen das Gebiss ruinieren.**

Käse, speziell reifer Käse, ist ein ausgezeichnetes Mittel gegen Kariesbefall. Ein Beispiel: Während man einen stark gesüßten Fruchtsalat aus der Dose isst, sinkt der pH-Wert im Speichel bereits auf einen krankhaften Wert von etwa 5. Wenn man unverzüglich danach einige Bissen Käse zu sich nimmt, steigt der Säurewert gleich wieder in einen unbedenklichen Bereich um

die 7. Der im Käse enthaltene hohe Anteil von Kalzium, Eiweiß und Phosphor neutralisiert die Plaquesäuren im Mund.
Speichel ist ein außerordentlich wichtiger Schutz für unsere Zähne. Frauen nach der Menopause und ältere Menschen allgemein leiden häufig unter mangelnder Speichelproduktion, Bakterien werden dann nicht ausreichend abgetötet oder aus der Mundhöhle ausgewaschen. Speichel ist sehr reich an Immunsubstanzen, so genannten Immunoglobulinen, die den Mund von Bakterien freihalten.
Die Zähne sollten vor allem nach dem Verzehr von Süßem, aber auch nach jeder kohlenhydratreichen Mahlzeit sorgfältig geputzt werden. Zuckerfreier Kaugummi eignet sich gut, um die Produktion von Speichel anzuregen.
Durch das Kauen wird auch reinigender und schützender Speichel in feinste Zahnrisse oder -locher gepresst, Bakterien ausgespült.
Erste Warnsymptome einer Entmineralisierung von Zahnsubstanz sind weiße Flecke auf den Zähnen. Spätestens beim Auftreten eines solchen Warnzeichens sollte man auf Süßes und süße Getränke weitgehend oder ganz verzichten und sich öfter als zuvor die Zähne putzen.

Zähne müssen mindestens zweimal täglich geputzt werden.

Geheimnis Nr. 39

Ab sofort die Zähne in ihrem Abwehrkampf gegen Kariesbakterien unterstützen.

Festes Zahnfleisch für gesunde Zähne

Optimale Verdauung und Nährstoffverwertung beginnt mit einem robusten Zahnfleisch, die Voraussetzung für ein kräftiges Gebiss. Ungesundes Zahnfleisch ist oft Folge von Vitamin-C-Mangel. Erstes Warnzeichen ist die Rötung der Papilar-Körper, der feinen Hauterhebungen zwischen den Zähnen. Dies kann schon eine keimende Gingivitis ankündigen, eine Zahnfleischentzündung. Nächster,

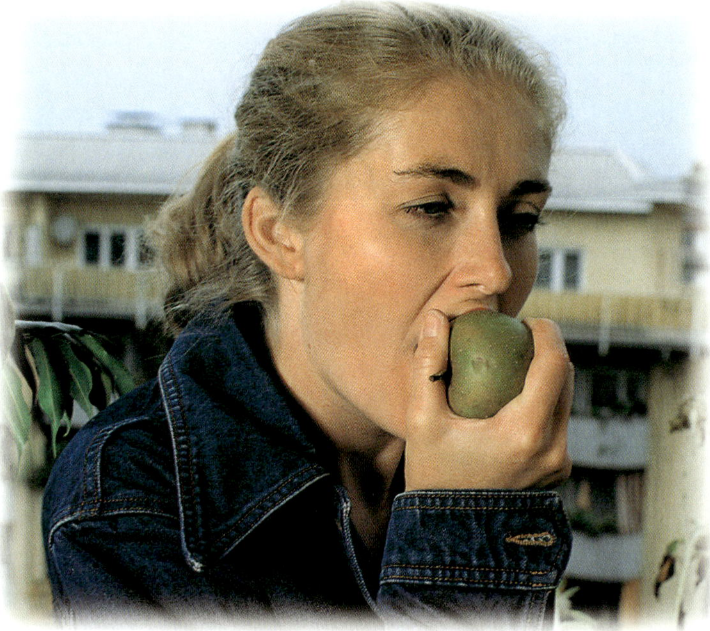

ernster Schritt im Krankheitsverlauf ist die Parodontose, wenn der gesamte Halteapparat des Gebisses nach und nach zerfällt. Hauptübeltäter ist Bakterienbefall. Ohne Vitamin C entzündet sich das Zahnfleisch, schwillt an, das Zahnfleisch beginnt zu bluten. Feinste Kapillargefäße im Zahnfleisch reißen, da fällt es Bakterien und anderen Krankheitserregern leicht, in das sich öffnende Gewebe vorzudringen, sich zu großen Kolonien auszubreiten. Zusätzlich nutzen Freie Radikale die Gelegenheit, Zellen anzugreifen und zu zerstören. Das Zahnfleisch schrumpft, Zähne ragen nackt und hässlich heraus, sitzen nur noch locker, fallen schließlich ganz aus. Auch Pflanzen haben Kapillargefäße. Sie schützen sie mit ihrem eigenen Vitamin C – dies ist auch einer der Hauptgründe, weshalb z. B. Äpfel oder Beeren Vitamin C produzieren. Je feiner Blutgefäße sind, desto verwundbarer sind sie. Weil das Zahnfleisch außerordentlich reich an allerfeinsten Blutadern ist, muss es auch entsprechend geschützt werden.

Blutet Ihr Zahnfleisch, wenn Sie in einen Apfel beißen? Wenn ja, essen Sie den Apfel erst mal ganz. Je mehr frisches, Vitamin-C-reiches Obst Sie essen, desto eher hört das Zahnfleisch auf zu bluten. Der starke Zahnhalteapparat will auch zeigen, wie leistungsfähig er ist. Deshalb sollte man viel und fest kauen, je härter und älter das Brot, desto besser. Auch einen zuckerlosen Kaugummi kauen, hilft das Zahnfleisch zu kräftigen.

Geheimnis Nr. 40

Vitamin C ist der beste Verbündete des Zahnfleischs.

Kräftige Knochen und jugendliche Zähne und Zahnfleisch in 30 Tagen

- **Kalziumreich essen (viel Käse, Milchprodukte) – Knochen und Zähne brauchen das wertvolle Mineral.**
- **Keine Kalzium-Tabletten schlucken. Sie schaden eher, als dass sie nützen.**
- **So viel Vitamin D aus der Sonne tanken wie möglich.**
- **Mit regelmäßigen körperlichen Übungen das Skelett belasten.**
- **Mit kleinen Handhanteln und Umschnallgewichten trainieren.**
- **Knochen wollen möglichst viel belastet werden: Treppen zu Fuß hinaufsteigen.**
- **Gelenke gut nähren und – vor allem bei Belastung – warm halten.**
- **Karies vorbeugen – nichts Süßes mehr, auch keine süßen Getränke. An den versteckten Zucker in vielen Nahrungsmitteln denken.**
- **Viel Vitamin-C-reiches Obst essen, dem Zahnfleisch zuliebe.**

Opfer des durch einseitige Ernährung verursachten Zahnausfalls wurden in vergangenen Zeiten auch immer wieder die Seeleute. Denn sie aßen auf See monatelang nichts anderes als Schiffszwieback und Dörrfleisch. Erst als man entdeckte, dass zum Beispiel Kartoffeln, Zitronen oder Sauerkraut gegen den gefürchteten Skorbut halfen, besserte sich die Lage.

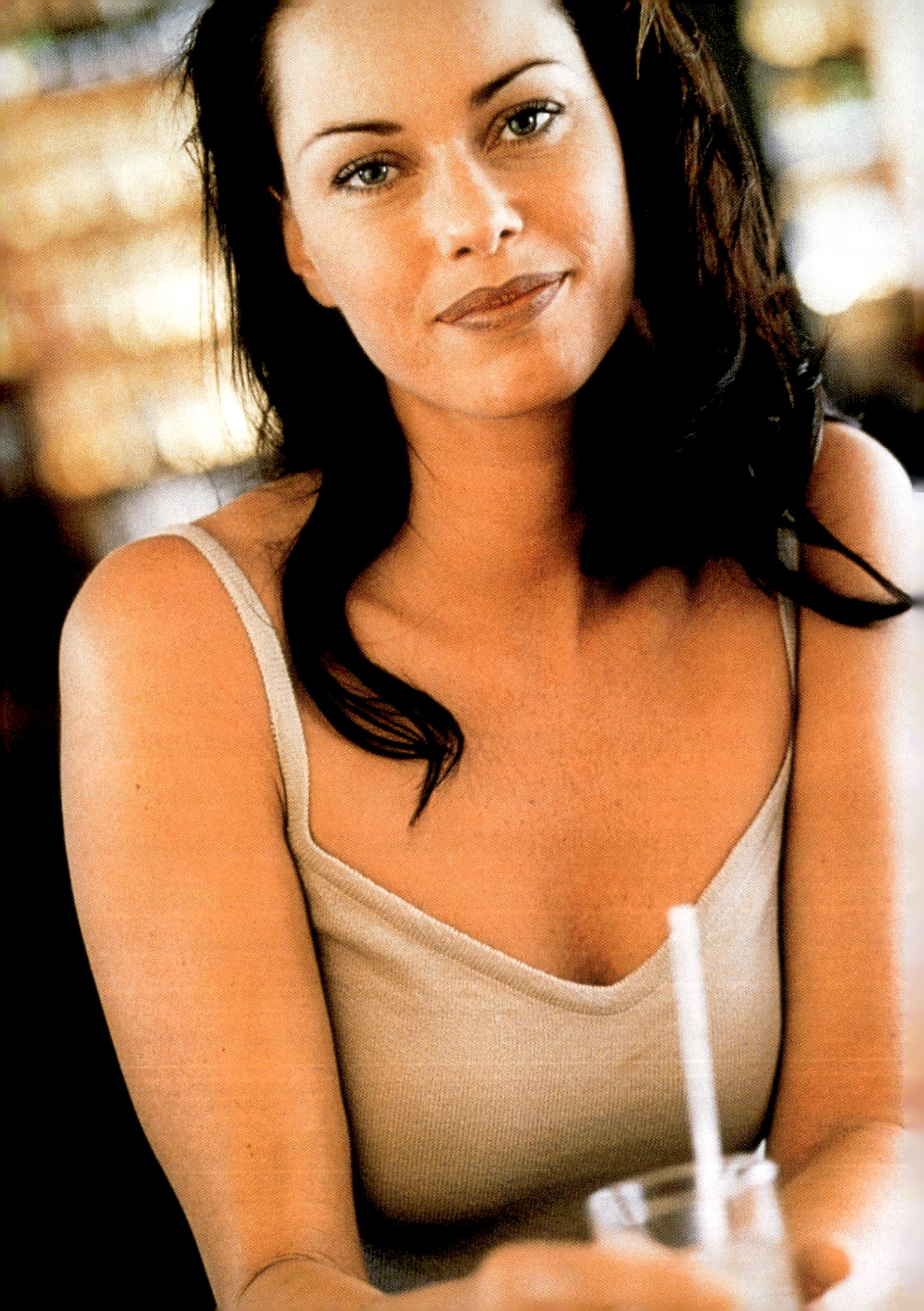

Einen Monat lang auf natürliche Weise überflüssiges Körperfett abbauen

Kalorienreduzierte Schlankheitskuren sind Unsinn

Übergewicht haben oder dick sein ist mit vielen Nachteilen verbunden. Ob bei der Partnersuche, beim Vorstellungsgespräch, im Sport, bei der Suche nach Anerkennung – das Übergewicht steht häufig im Wege. Oder anders ausgedrückt: Die Schlanken haben es leichter.

Der Mechanismus des Fetteinbaus (der Lipogenese) und des Fettabbaus (der Lipolyse) in unserem Körper bestimmt, ob wir dick oder dünn durchs Leben laufen. Übergewicht ist vor allem ein Zivilisationsproblem, unsere Ernährungsgewohnheiten entsprechen nicht den biologischen Gegebenheiten unseres Körpers. Und es ist auch eine Frage, was wir uns wert sind.

Denn gerade die billigsten Lebensmittel in unseren Supermärkten sind auch die schlimmsten Dickmacher. Sie enthalten durchschnittlich mehr Fett, versteckten Zucker und Konservierungsstoffe, dagegen findet man kaum noch Vitamine und Nährstoffe.

Es ist schon erstaunlich, wie leichtfertig Menschen Geld für alle möglichen oft auch vollkommen unnütze Dinge ausgeben und beim Wichtigsten sparen: der Gesunderhaltung ihres Körpers. Und die fängt nun einmal in der Küche an. Askese ist dabei nicht notwendig – nur ein vernünftiges Maßhalten und viel Fantasie, vielleicht auch ein neues Kochbuch und die Aufgabe schlechter Gewohnheiten.

Auch mit schmaler Haushaltskasse muss niemand auf eine gesunde Ernährung verzichten. Denn mit ausreichendem Wissen und etwas Geschick kann jeder gesund essen und dabei schlanker werden. Achten Sie beim Einkauf darauf, wenig Fertiggerichte und viel naturbelassene Lebensmittel in den Korb zu legen.

Unsere Fettpölsterchen – das Depotfett – bestehen aus Triglyzeriden, die werden ausschließlich als Energiebrennstoff in Körperzellen gebraucht und genutzt. Wann immer wir unter Stress stehen, muss unser Körper reagieren. Er muss wach sein, konzentriert, Stressfaktoren körperlich bewältigen. Dies bedeutet, dass der Stoffwechsel in all unseren Körperzellen angekurbelt werden muss – und dazu wird Energiebrennstoff benötigt.

Davon gibt es in unserem Körper zwei Arten: Glukose, die kleinste Einheit der Kohlenhydrate, und Fett, nämlich die Triglyzeride. Mit Hilfe eines Taschenrechners kann jeder selbst herausfinden, wie viel Fett aus dem Bauchspeck verheizt wird, wenn 70 Billionen Zellen in einer Minute jeweils nur 1 000 Triglyzeride verheizen. Eine ganze Menge. Ein perfekt arbeitendes Programm zum Fettverbrennen hat die Natur jedem von uns geschenkt. Wir müssen es nur nutzen.

Geheimnis Nr. 41

Wer seinen Bauch- und Hüftspeck loswerden möchte, sollte der Natur vertrauen.

Warum werden Leute dick?

Ursachen für Übergewicht gibt es viele. Eine gewisse genetische Veranlagung spielt sicher auch eine Rolle dabei, doch mindestens genauso bedeutsam sind die äußeren Faktoren und Einflüsse.

Schon die Ernährung in frühester Kindheit kann über die spätere Veranlagung zu Übergewicht entscheiden.

Schon in den ersten Monaten unseres Lebens wird nicht selten über mögliches Ideal- oder Übergewicht eines Menschen entschieden. Wenn Babys auf die Welt kommen, haben sie alle so ziemlich dieselbe Anzahl von Fettzellen. Doch dann gibt es Eltern, die erklären: »Wir haben mit unserer Kleinen kein Problem. Wenn sie weint, kriegt sie das süße Nuckelfläschchen.«

Wer so redet, weiß wahrscheinlich nicht, dass die Leber des Babys aus der überschüssigen Glukose im Zucker Fett macht, nämlich Triglyzeride, und dieses Fett in Adipozyten (Fettzellen)

einbaut. Die Natur vermeidet es nämlich, Nährstoffe zu vergeuden, also speichert sie diese lieber irgendwo im Körper.
Wenn dieses Baby heranwächst und man ihm viel Süßes zu essen gibt, entwickelt es mehr und mehr Fettzellen. Wenn das Mädchen 13 Jahre alt ist, ist es vielleicht ganz schlank. Niemand käme auf die Idee, dass es irgendwann einmal starkes Übergewicht entwickeln könnte.

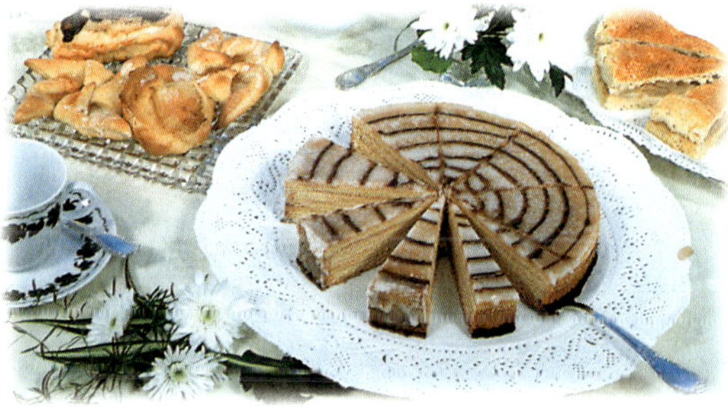

Doch das Dicksein ist bereits in diesen Menschen hineinprogrammiert. Das Mädchen hat vielleicht schon doppelt oder gar dreimal so viele Fettzellen wie andere Gleichaltrige.
Dabei meint es die Natur gar nicht einmal schlecht. Die zahlreichen, gigantischen Fettzellen sind nur irregeführt, so als ob sie glauben, dass sich Lebensumstände verändert haben, dass das Horten von vielen Triglyzeriden lebensnotwendig geworden ist – nicht anders eben, als wenn sich ein Murmeltier vor dem Winter noch einmal einen kräftigen Speck anfüttert.

Geheimnis Nr. 42

Menschen werden dick, weil ihre Leber aus Überschuss an Nahrung Notreserven anlegt.

Was Sie lieber vermeiden sollten: Süsses, Fett und helle Mehlprodukte zusammen zu essen

Die Weihnachtsgans mit all ihrem Fett und der unvergleichlichen Soße macht nicht dick. Man soll vom saftigen Rumpsteak auch gar nicht den Fettrand wegschneiden. Der Körper braucht ja Fett, Fett ist wichtiger Nährstoff wie andere auch. Schweinebraten mit

Bei anhaltender Fehlernährung, vor allem mit Süßem und hellen Mehlprodukten, stopfen sich die Adipozyten mit immer mehr Fett voll. Sie können unersättlich sein, bis zum 200fachen, 300fachen ihrer ursprünglichen Größe aufquellen.

Klößen? Kein Problem. Aber um Himmels willen hinterher kein zuckersüßes Tiramisu. Und zum Schweinekotelett mit Reis nichts Süßes trinken.

In dem Augenblick, in dem wir helle Mehlprodukte wie z. B. Pasta oder auch polierten weißen Reis essen, reichert sich der Speichel mit Amylase an, dem kohlenhydratzersetzenden Enzym. Gleichzeitig entsteht eine hormonelle Signalbrücke zu den zarten Blutgefäßen, die sich um Fettzellen im Bauch- und Hüftspeck schmiegen. Hier, in den Gefäßwänden, werden jetzt erhebliche Mengen eines bestimmten Enzyms produziert: Lipoprotein-Lipase (LPL). Dieses Enzym hat die Aufgabe, die zu erwartenden Triglyzeride im Blut zu zerlegen, damit sie in die Adipozyten, die Fettzellen, eingeschleust werden können.

Helle Mehlprodukte, wie z. B. auch Weißbrot oder Brötchen, bereiten also bereits die Lipogenese, den Fetteinbau vor. Die schnell lösliche Glukose in diesen Lebensmitteln wird in der Leber zum Teil in Fettmoleküle umgewandelt. Wer nun Süßes dazu trinkt, beschleunigt diesen Transfer von Fett in den Bauchspeck.

Zucker und helle Mehlprodukte befördern den Fetteinbau in unserem Körper

Wer gerne fett isst und Gewichtsprobleme hat, darf bis zu zweieinhalb Stunden nach der Mahlzeit nichts Süßes essen oder trinken, weil Nahrungsfett eine sehr lange Verweildauer in Magen und Darm hat. Übergewichtige Menschen sollten generell auf Zuckerhaltiges verzichten, sie verdanken dem Süßen ja zumeist ihre Extrapfunde. Süßes, Fettes, helle Teigwaren oder Mehlprodukte gleichzeitig essen bedeutet, eine Einbahnstraße aus Fett aufzubauen – aus der Darmschleimhaut ins Blut und über die Leber in die Fettzellen.

Geheimnis Nr. 43

Eine Bratwurst mit Brötchen und dazu Cola oder Limonade sind die größten Dickmacher, die es gibt.

Wachstumshormon: Der beste natürliche Schlankmacher seit Millionen Jahren

Die Natur hat es so eingerichtet, dass wir nachts am ehesten und leichtesten Gewicht verlieren. Tagsüber braucht unser Organismus ja alle Kräfte, um dem Alltagsstress zu begegnen. Nachts werden Zellen verjüngt und regeneriert – mit der Hilfe von Fettbrennstoff. Unsere Hirnanhangdrüse, die Hypophyse, birgt das Geheimnis der schlanken Linie. Sie ist nur etwa kirschkerngroß – und produziert acht Hormone. Wenn man diese Drüse zwischen Daumen und Zeigefinger auspressen würde, würden fast nur Wasser und Wachstumshormon herausspritzen. Ein Beweis, wie wichtig der Natur gerade dieses Hormon ist. Die anderen sieben Hormone werden nur in teilweise unendlich geringen Konzentrationen synthetisiert. Etwa 70 Minuten nach dem Einschlafen wird die Hirnanhangdrüse wieder einmal sehr geschäftig. Die Produktion von wachmachenden Tageshormonen ruht jetzt, dafür steigt die Konzentration des Wachstumshormons im Blut um das 40fache an. Die Wachstumshormon-Moleküle sind alle im Besitz winziger goldener Schlüsselchen. Sie schwärmen über das Labyrinth von rund 100 000 Kilometern Blutgefäßen aus, erreichen auch alle Fettzellen. Sie sperren sie auf und befreien Triglyzeride, Fettmoleküle, damit diese in unseren Körperzellen zu Energie verheizt werden können. Ausschließlich Hormone wie das Wachstumshormon können Fettzellen aufsperren, die sonst verbarrikadiert sind wie Fort Knox oder schweizerische Banktresore.

Abnehmen im Schlaf – ein Traum! Doch er ist nicht jedem vergönnt. Mit zunehmendem Alter produzieren wir Menschen immer weniger Wachstumshormon. Deshalb fällt es uns dann auch schwerer, schlank zu bleiben. Wissenschaftler haben die Hirnanhangdrüsen Verstorbener untersucht und dabei festgestellt, dass stark übergewichtige Menschen oft überhaupt kein Wachstumshormon produzieren – und dies schon im Alter von 45 oder

Eine der wichtigsten Aufgaben des Wachstumshormons ist es, die Zellteilung zu stimulieren und beschädigte Zellen zu reparieren. Diesem Hormon verdanken wir, dass wir morgens meist jünger aussehen als abends. Frei lebende Tiere und unsere Kinder verdanken dem Wachstumshormon, dass sie morgens schlank und energiegeladen aufwachen.

50 Jahren. Sie haben auch herausgefunden, warum manche Menschen dieses wundervolle, schlank machende und verjüngende Hormon nur noch in bedenklich geringen Konzentrationen oder überhaupt nicht mehr synthetisieren. Hier ist ihre Erklärung:

DAS UNVERGLEICHLICHE WACHSTUMSHORMON

- **Um ein einziges Wachstumshormon-Molekül herzustellen, muss die Hirnanhangdrüse 198 Aminosäuren zusammenknüpfen. Die nächtliche Produktion von Billiarden solcher Moleküle bedeutet für die kleine Drüse eine enorme Anstrengung, beweist auch ihre Leistungsfähigkeit.**
- **Die Hirnanhangdrüse braucht natürlich reichlich Rohstoff in Form von Eiweißbausteinen. Wenn die nächtlichen Blutkonzentrationen an Aminosäuren zu niedrig sind, kann sie nur einen Teil der für den Zellaufbau nötigen Wachstumshormon-Moleküle synthetisieren. Auch die Lipolyse, die Freisetzung von Triglyzeriden aus dem Fettgewebe, stottert dann. Der nächtliche Prozess der Fettschmelze wird gebremst.**
- **Um gewaltige Mengen an Wachstumshormon zu produzieren, braucht die Drüse Helfer. Der wichtigste darunter ist Vitamin C. Deshalb hat die Hirnanhangdrüse auch die höchsten Vitamin-C-Konzentrationen im ganzen Körper.**
- **Frühmorgens, etwa um vier Uhr, versiegt die Produktion von Wachstumshormon, und die Drüse produziert nun vorwiegend Wach- und Weck-Hormone, die uns für die Herausforderungen des beginnenden Alltags vorbereiten.**

Was soll man tun, damit die Hirnanhangdrüse nachts viel schlank- und jung machendes Wachstumshormon produziert? Experten raten: spätabends noch ein Häppchen Eiweiß pur essen, ca. 30 Gramm kaltes Fleisch, Fisch oder Geflügel (ohne Haut), Vegetarier

können stattdessen Tofu nehmen. Dazu sollte man den Saft einer Zitrone trinken. Sonst gar nichts dazu essen.
Nach leichtem Sport vor dem Einschlafen kommt es dann nachts zu einem ständigen Strom von Aminosäuren aus dem Darm ins Blut und zur Hirnanhangdrüse, und auch die Versorgung mit reichlich Vitamin C ist gewährleistet.
Wenn man morgens aufwacht, fühlt man sich meist auch mental frischer, optimistischer. Der Grund: Aus dem kräftigen Eiweißschub synthetisiert das Nerven- und Gehirngewebe auch Neurotransmitter (Nervenreizstoffe), z. B. Happy-Macher wie Noradrenalin oder Serotonin.
Das Hormon verjüngt nicht nur den Organismus, sondern setzt erhebliche Mengen Fett frei, vorzugsweise aus dem Depotbereich von Bauch, Hüften, Po und Oberschenkeln.

Auch eine mäßige sportliche Aktivität vor dem Schlafengehen kann die Freisetzung von Wachstumshormon stimulieren. Auf einen süßen Tee oder gar Kakao als Schlummertrunk muss man allerdings verzichten.

Geheimnis Nr. 44

Kurz vorm Zubettgehen etwas mageres Fleisch und der Saft einer Zitrone – und die nächtliche Fettschmelze kann beginnen.

Sonne, Jod & Obst: ein tolles Schlankheitstrio

Das vielleicht geheimnisvollste Molekül in unserem Körper ist ein Sekret unseres Hypothalamus, einer Drüse im Zwischenhirn: TRH (Thyrotropin-Releasing-Hormon). Es besteht aus nur drei Aminosäuren, ist also unendlich winzig, dabei jedoch von erstaunlicher Potenz.
Das Hormon wandert etwa zwei Zentimeter weiter zur benachbarten Hirnanhangdrüse und stimuliert dort die Abgabe eines weiteren Hormons, das nun über die Blutbahn transportiert wird und die Schilddrüse erreicht und aktiviert. Die Schilddrüse synthetisiert daraufhin ihre Hormone Thyroxin und Trijodthyronin,

die in all unseren Körperzellen das Energiefeuer entfachen und für eine gesunde Stoffwechselrate sorgen.
Wenn Zellen kein Schilddrüsenhormon erhalten, sterben sie ab. Wenn sie nicht ausreichend von diesen unverzichtbaren Lebenssubstanzen bekommen, brennt ihr Energieflämmchen nicht richtig und es wird nur wenig Glukose oder Fett in den Mitochondrien verheizt, den winzigen Energiebrennkammern der Zellen. Betroffene Menschen sind dann oft müde, leiden unter depressiven Verstimmungen – und werden dick.
Die Schilddrüsenhormone bestehen aus zwei Teilen Jod und einem Teil Tyrosin, einer Aminosäure. Sehr viele Menschen leiden unter Jodmangel und produzieren deshalb zu wenig Schilddrüsenhormon. Dem lässt sich sofort abhelfen, indem man in der Küche ausschließlich Meersalz oder jodiertes Salz verwendet.
Schilddrüsenhormone sind freilich sehr empfindlich, werden im Blut nur allzu leicht von Freien Radikalen angegriffen und zerstört. Sie brauchen einen Immunpanzer, nämlich Vitamin-C-Moleküle. Ein Grund mehr, tagsüber immer viel frisches Obst zu essen. Es kann sein, dass ein Arzt irrtümlich Schilddrüsenunterfunktion diagnostiziert, weil die entsprechenden Hormonkonzentrationen im Blut zu niedrig sind. In manchen Fällen mag lediglich Vitamin-C-Mangel Ursache der zu niedrigen Werte sein.
Menschen, die in südlichen Ländern an der Küste oder in Küstennähe leben, setzen – statistisch gesehen – deshalb weniger Gewicht an, weil sie sich mehr der Sonne aussetzen, weil sie mehr frisches Obst und Gemüse essen – und weil sie stets Jod-Moleküle auf der Zunge haben, die vom Seewind aus dem Meer herangetragen werden.

Auch die Sonne ist ein potenter Schlankmacher, weil sie über ihren Sendboten – das Hormonvitamin D – genetische Vitalimpulse aus dem Zellkern heraus stimuliert. Gemeinsam ist das Trio »Sonne, Jod & Obst« unschlagbar, wenn es ums Abnehmen geht.

Geheimnis Nr. 45

Abspecken auf die südliche oder tropische Art.

Kalorienreduzierte Kuren machen eher dick als schlank

Wenn ein Mensch die tägliche Kalorienaufnahme reduziert – etwa von 2 200 auf nur noch 1 200 – funken in seinem Organismus Hormonsignale: »Wir bekommen zu wenig Nahrung, also müssen wir mit unseren Reserven haushalten.« Unter anderem werden die Fettzellen angewiesen, möglichst wenig von ihrem Inhalt freizusetzen, sondern angesichts der vermeintlich nahenden Hungerzeit zu sparen. Dieser Mechanismus ist genetisch in uns einprogrammiert – seit undenkbar langer Zeit.

Unser Körper braucht und verbraucht aber auch bei nur 1 200 Kalorien viele Nährstoffe, vor allem auch Energie. Also verheizt er zunächst mal mehr Glukose, die kleinste Einheit der Kohlenhydrate. Glukose ist aber der einzige Energiebrennstoff für Nerven und Gehirn – ein Grund, weshalb Schlankheitskuren oft nervös machen. Frauen sind dabei mehr betroffen als Männer, weil sie nur etwa 300 Gramm Glukose-Reserven haben (das so genannte Glykogen), Männer hingegen rund 400 Gramm. Jedes Glukose-Molekül ist an drei Wassermoleküle gebunden, deshalb verliert ein Mensch bei einer kalorienarmen Schlankheitskur erst mal nur ein bis zwei Kilo Glukose und Wasser, aber kein Fett.

Schlankheitskuren machen nicht dünn, sondern nur nervös – dem Körper fehlt ganz einfach Glukose.

Glukose verpufft zudem schnell, hält als Energiebrennstoff lange nicht so vor wie Fett. Also greift der Körper zu einem weiteren Ersatzbrennstoff: zu Eiweiß. Leber und Muskeln wandeln so genannte glukoplastische Aminosäuren zu Glukose um, die dann zu Energie verheizt wird. Die Fettzellen bleiben weiterhin verschlossen, während der Stoffwechsel Eiweiß aus Bindegewebe und Muskeln frisst, um daraus Körperenergie herzustellen.

Der Körper wird durch eine solche Diät auch enorm geschwächt, weil ihm zwangsläufig andere Nährstoffe fehlen: Vitamine, Spurenelemente, wertvolle Fettsäuren. Wenn die Kur beendet wird, und der oder die Betroffene sich wieder normal ernährt, saugt das Fettgewebe die dick machenden Triglyzeride noch gieriger auf – als Vorsorge für eine mögliche weitere Hungerperiode.

Geheimnis Nr. 46

Mit kalorienarmen Diäten magern nur die Muskeln ab.

Die verhängnisvolle Einbahnstraße Fett

Wenn sich ein Mensch über längere Zeit hinweg schlecht ernährt, mit viel Süßem und hellen Mehlprodukten, stellt sich sein Körper auf diesen neuen Lebensstil ein. Nach und nach baut sich eine Einbahnstraße Fett auf, aus dem Darm übers Blut zur Leber und von dort ins Fettgewebe.

Die Ampel steht auf Grün – für den Fetteinbau. Sie muss auf Rot geschaltet werden, damit der Einbahnstraßenverkehr in umgekehrter Richtung verläuft – von den Fettzellen übers Blut zu den Körperzellen, wo Triglyzeride schließlich zu Energie verbrannt werden können.

Es gibt Menschen, die sich – übertrieben gesprochen – nur von Kaugummi und Kaffee ernähren und trotzdem nicht abnehmen. Ursache ist die Entgleisung im natürlichen Schlankheitsprogramm. Gesteuert von Hormonen, Enzymen und anderen Faktoren werden Nährsubstanzen in der Leber zu Fett umgewandelt und danach in Fettzellen gehortet. Diese Adipozyten nehmen dann fast nur noch Fett auf, geben aber keines ab. Wie bei einem Einbahnverkehr über eine Brücke, der durch eine Ampel einseitig gelenkt wird.

Durch gesunde Ernährung lässt sich die Einbahnstraße Fett umdrehen. Man muss dann aber besonders konsequent auf alle Lebensmittel verzichten, die Fett, Zucker und helles Mehl enthalten, wie z. B. Kuchen oder Gebäck. Ein einziges Stück Butterkuchen kann sofort alle Bemühungen vergebens machen, die Einbahnstraße wieder umdrehen – und wieder kommt es, Tag und Nacht, zu einem unablässigen Zustrom von Triglyzeriden ins Fettgewebe.

Geheimnis Nr. 47
Übergewicht ist oft nichts anderes als ein Verkehrschaos beim Fett-Transport.

Insulin – der Fett-Tyrann

Der eigentliche Bösewicht beim Aufbau der Einbahnstraße Fett ist Insulin, das Hormon der Bauchspeicheldrüse. Insulin ist der beste Freund der Fettzellen – das Hormon kann übergewichtige Menschen zur Verzweiflung bringen. Es ist vergleichbar mit einem Nachtwächter, der aufmerksam kontrolliert, ob auch wirklich alle Fettzellen zugesperrt sind.

Solange Insulin Konzentrationen im Blut erhöht sind, funktioniert nur der Fetteinbau, nicht aber die Lipolyse, die Freisetzung von Triglyzeriden aus dem Fettgewebe.

Insulin transportiert Glukose, den Blutzucker, in Körperzellen. Immer dann, wenn wir schnell lösliche Kohlenhydrate essen (Süßes, helle Mehlprodukte, Teigwaren oder weißen Reis), schießt viel Glukose aus dem Darm ins Blut, und in der Bauchspeicheldrüse schrillen die Alarmglocken. Die sekretiert jetzt in Eile viel Insulin, damit der Blutzucker in die Zellen eingeschleust wird. Auf diese Weise steigt und sinkt der Blutzuckerspiegel jeweils in oft dramatischen Kurven.

Die Körperzellen bauen Insulin-Rezeptoren, die winzigen Andockstellen, an ihren Schutzhäutchen ab, um sich gegen die ungesunden Massen an Insulin zu wehren. Die Folge: Insulin zirkuliert im Blut, der Spiegel dieses Hormons ist ständig zu hoch. Und weil Insulin ein anaboles Hormon ist, das auch Fett und Eiweiß in Zellen einbaut, bleiben Fettzellen verschlossen – die Einbahnstraße Fett ist fest etabliert.

Auch Fettzellen haben Insulin-Rezeptoren an ihrer Schutzmembran, jede einzelne rund 250 000 davon. Sie brauchen das Hormon nämlich für die Synthese von Triglyzeriden (aus Fettsäuren und Glyzerin). Irgendwann wehren sich sogar Fettzellen gegen den gewaltigen Zustrom an Fett, auch sie bauen Rezeptoren ab

Wenn ein Mensch meint, ohne Süßes, Pizza oder zuckerhaltige Getränke nicht leben zu können, ist es möglich, dass sich eine so genannte Insulinresistenz aufbaut.

Wissenschaftler sprechen dann von einer Abwärts-Regulierung, dadurch wird allerdings die verheerende Überkonzentration von Insulin im Blut noch weiter erhöht.

Das Dilemma: Selbst wenn der betroffene Mensch total fastet, nahezu gar keine Nahrung mehr aufnimmt, bleiben die Insulin-Werte oft noch sehr lange krankhaft erhöht – und er verliert kein Fett.

Was kann man tun? Umsteigen auf komplexe Kohlenhydrate in Vollkornprodukten und Naturreis. Die werden im Darm langsam abgebaut, in einem Stunden währenden Prozess. Dadurch strömt Glukose in kontrolliertem Maß ins Blut, das Pankreas, die Bauchspeicheldrüse, muss keine enormen Mengen an Insulin auf einmal ins Blut ausschütten. Schon nach wenigen Tagen reguliert sich der Fettstoffwechsel, die Einbahnstraße Fett kann umgedreht werden – der Weg zur Idealfigur wird frei.

Verheizt wird das lästige Körperfett in Mitochondrien, winzigen Energiebrennöfen. Eine gesunde Herzmuskelzelle hat etwa 1000 davon. Bewegungsmangel führt aber dazu, dass auch die Anzahl der Mitochondrien sinkt, dann kann schon theoretisch nicht mehr so viel Fett aus dem Bauchspeck abgezogen und in Energie umgewandelt werden.

Geheimnis Nr. 48

Statt Weißbrot Vollkornbrot – dann wird Insulin zum Freund.

Bewegung macht schlank

Vor allem die Muskelzellen sind in der Lage, beträchtliche Mengen an Fett zu verbrennen. Ein gesunder Herzmuskel kann sogar einen ganzen Speckbauch abschmelzen. Entscheidend dabei ist der Protein-Stoffwechsel von Muskelzellen. Je höher die Stoffwechselrate, desto mehr Energie wird benötigt und desto mehr Fett wird verheizt.

In jeder unserer Zellen werden unablässig neue Zellproteine zusammengebastelt, in molekülkleinen Werkstätten, den so genannten Ribosomen. Eine gesunde Herzmuskelzelle verfügt über rund 200 000 solcher Eiweißfabriken. Wenn wir sportlich aktiv sind, kann diese Anzahl sogar noch steigen. Wenn wir uns

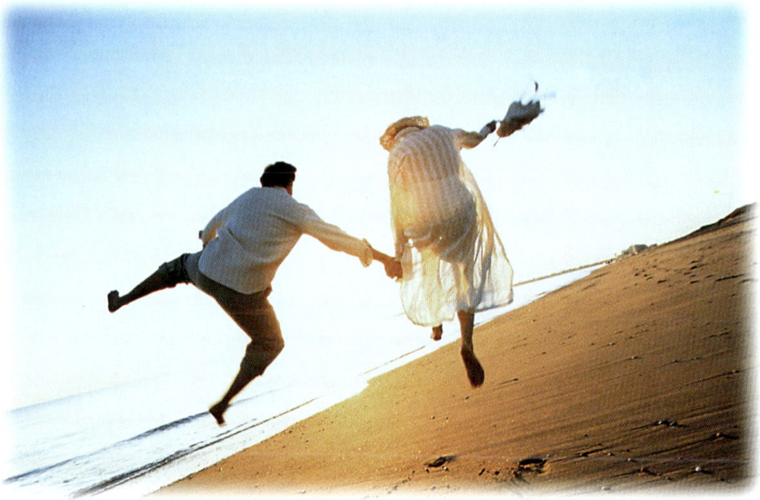

aber gar nicht oder wenig bewegen, sinkt die Zahl der Ribosomen schnell ab, innerhalb von Stunden oder Tagen. Auch die Stoffwechselrate sinkt, es wird verständlicherweise weniger Energiebrennstoff benötigt und weniger Fett verheizt. Deshalb wird man, wenn man träge und unsportlich ist, schneller dick, als wenn man Sport treibt. Die bedeutenden Fettverbrenner sind die Muskeln in unserem Körper. Schon relativ wenig an sportlichen Aktivitäten, z. B. zweimal am Tag je fünf Minuten Joggen oder Gymnastik, bringt den Zellstoffwechsel der Muskeln auf Trab, erhöht die Anzahl der Ribosomen und Mitochondrien.

Unsere Muskeln sind bedeutende Fettverbrenner. Sportliche Übungen kurbeln den Zellstoffwechsel an.

Bei fettreicher Kost holen sich die Muskelzellen dann die Triglyzeride direkt aus dem Blut – denn etwa eine Stunde nach einer fettreichen Mahlzeit steigt deren Konzentration im Blut sprunghaft an. Bei fettarmer Kost aber holen sich die Muskelzellen ihren Energiebrennstoff Fett aus den Adipozyten im Fettgewebe. Wer eine fettarme Kost aus gesunden Lebensmitteln wie Obst, Salat, Rohkost, Gemüse und Vollkornprodukten mit täglichen Fitnessprogrammen kombiniert, wird seine Fettdepots im Bereich von Bauch und Hüften am schnellsten los.

Geheimnis Nr. 49

Den Zellstoffwechsel der Muskeln ankurbeln – mit sportlichen Übungen.

Was man essen soll und was nicht

Grundsätzlich gilt bei Obst und Gemüse – Finger weg von Konserven, diese sind meist all ihrer Vitamine beraubt und oft mit Zucker versetzt. Eine Alternative zur Frischware ist Tiefgekühltes, allerdings sollte man all jene Gemüsemischungen meiden, denen eine Soße gleich beigemischt wurde, denn diese enthalten fast immer Zucker und Fett.

Mit Hilfe von ultramodernen Analysegeräten kann man genau feststellen, welche Lebensmittel lipolytisch sind (Fett freisetzen) und welche lipogen wirken (Fett einbauend). Deshalb ist das Schlankwerden eigentlich ganz einfach. Man muss lediglich die dick machenden Nahrungsmittel meiden und nur das auf den Tisch bringen, was schlank macht.

Weil der Natur sehr viel daran liegt, dass ihre Lebewesen schön schlank sind, ist es auch verständlich, dass es die naturbelassenen Lebensmittel sind, die diesen Zweck erfüllen.

Dagegen gilt die Regel, dass praktisch alle von Menschen irgendwie industriell veränderten Nahrungsmittel eher übergewichtig und dick machen, wie z. B. Pommes frites, Wurst, Kuchen oder Cola.

Zugelangt! Diese Lebensmittel machen schlank:
• Obst
• Gemüse, Hülsenfrüchte, Pilze
• Rohkost, Salat
• Vollkornprodukte
• Soja- oder Tofuprodukte
• Naturreis, Kartoffeln
• Milch und Milchprodukte
• Eier, Geflügelfleisch ohne Haut, mageres Fleisch
• Fisch

Finger weg! Diese Lebensmittel machen dick:

- Zucker, Süßigkeiten, Kuchen, Gebäck, Torten
- Gesüßte oder zuckerhaltige Getränke
- Cremespeisen, Eiskrem
- helle Mehlprodukte, Teigwaren
- weißer Reis, Pommes frites
- Wurst, Fettes Fleisch, fetter Schinken
- Geflügelhaut
- Majonäsen, fette Soßen, Dips und Dressings

Geheimnis Nr. 50

Schlankmacher essen, Dickmacher meiden.

Fantastisch! 30 Tage lang wirkungsvoll Fett verbrennen

- Auf Süßes und süße Getränke möglichst ganz verzichten
- Auf keinen Fall aber Süßes, Fettes und helle Weißmehlprodukte zusammen essen.
- Für schlankmachendes Wachstumshormon sorgen, mit einem Häppchen Eiweiß pur und Zitronensaft unmittelbar vor dem Zubettgehen.
- Nicht vergessen: Sonne, Jod & Obst machen schlank.
- Kalorienreduzierte Schlankheitskuren machen eher dick als schlank.
- Von Weiß- oder Mischbrot umsteigen auf Vollkornbrot und Pumpernickel.
- Für mehr Bewegung und sportliche Aktivitäten sorgen.
- Industriell verarbeitete Lebensmittel meiden und vorwiegend naturbelassene essen.

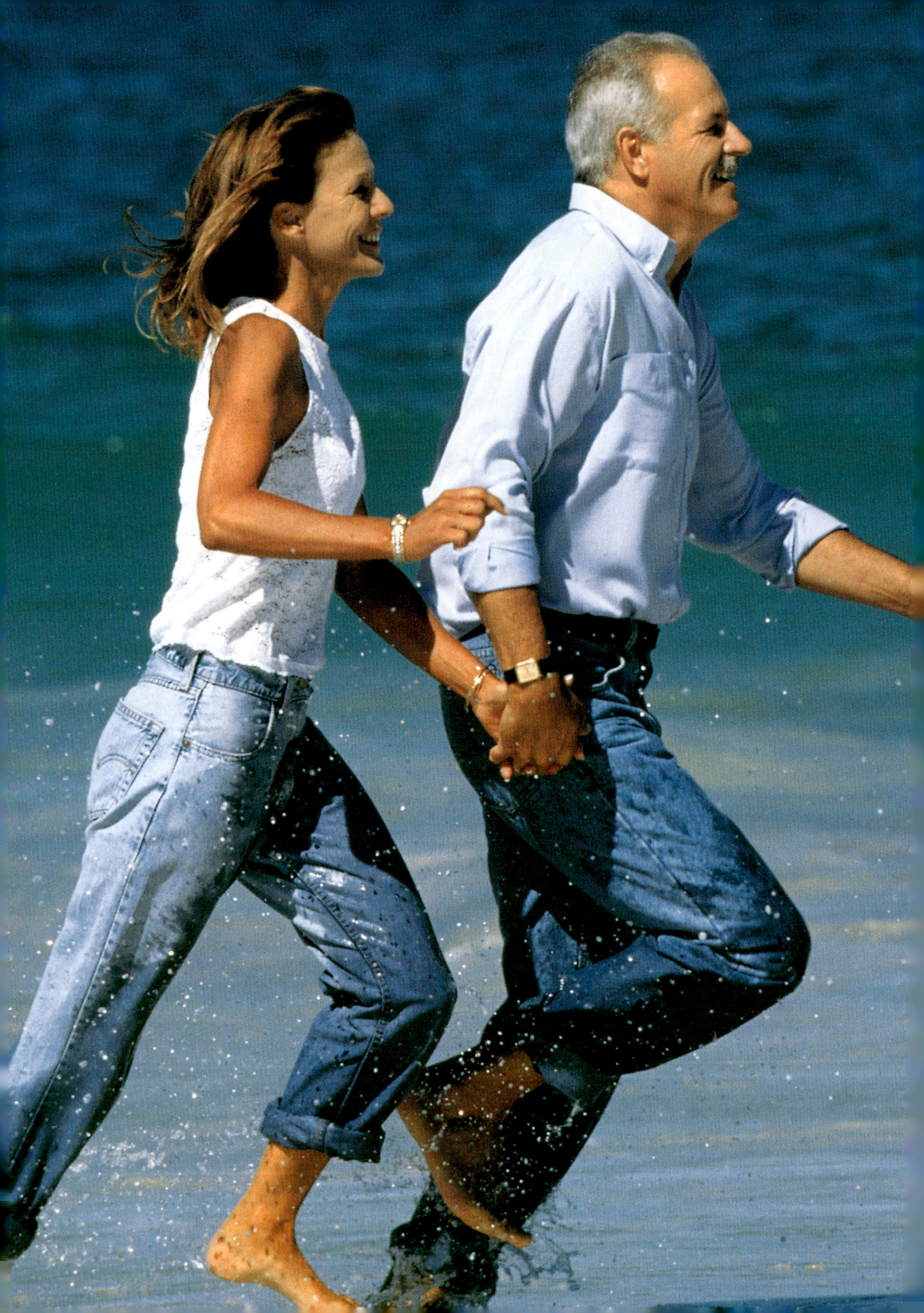

Psyche und Nerven: Wie man in einem Monat ein glücklicherer Mensch wird

In jedem von uns steckt ein genetischer Glücks-Code

Wenn Sie auf die Straße gehen und ganz beliebige Menschen nach ihren Wünschen befragen, werden Ihnen wohl fast alle sagen, dass sie sich wünschen, glücklich zu sein. Doch wie ihr Glücklichsein aussehen sollte, können die meisten von uns nur sehr vage und allgemein erklären. Auch ist es leider so, dass sich viele Menschen überhaupt nicht glücklich fühlen, ihr Leben als eine stete Folge von Problemen und Konflikten oder auch von einengender Routine empfinden, die sie nicht bewältigen können. Manchmal kann aber schon eine Besserung erreicht werden, wenn wir unserem Körper dabei helfen, richtig zu »funktionieren«.
Frei lebende Tiere schlafen innerhalb drei Sekunden ein, ganz egal, ob es sich um ein Zebra, eine Wühlmaus oder eine Drossel handelt. Morgens wachen Tiere innerhalb von Zehntelsekunden auf, unverzüglich hellwach, konzentriert und euphorisch. Dies müssen sie auch, denn in dem Augenblick, in dem sie sich bewegen, laufen sie bereits Gefahr, entdeckt und möglicherweise zur Beute eines Raubtiers zu werden.
Gehirn und Nerven von Wildtieren werden von einem perfekt abgestimmten »Kosmos« aus Nervenstoffen, Hormonen und Genen gesteuert. Die machen im Wachzustand aufmerksam und auch aggressiv, sorgen im Ruhezustand für absolute Entspannung. Tiere erleben natürlich nicht die Schwankungen im Gemutszustand wie wir Menschen – mal heiter und glücklich, dann wieder niedergeschlagen und bedrückt.

Frei lebende Tiere mögen vielleicht nicht glücklich sein, aber sie existieren bestimmt in einer positiven Stimmungslage, auch wenn sie mitunter Angst haben. Dabei ist das Prinzip ganz einfach: Ähnlich wie ihr körperlicher Stoffwechsel funktioniert auch ihr mentaler stets mit 100 Prozent. Dieses Glücksprogramm steckt auch in jedem Menschen – wir müssen es nur wieder aktivieren.

Biologen sind aber überzeugt: Wenn Wildtiere ein Bewusstsein wie wir Menschen entwickeln würden, wären sie ebenso pessimistisch und wenig lebensfroh wie viele unserer Zeitgenossen. Und Wissenschaftler sind auch sicher, dass Menschen vor unendlich langer Zeit glücklicher waren als wir. Der Grund: Sie lebten genau im Einklang mit ihrem inneren genetischen Programm.

Geheimnis Nr. 51

Um froher zu sein, brauchen wir lediglich unsere mentalen Gene auf Trab zu bringen.

Was Menschen oft so unglücklich oder gar verzweifelt macht

Angst ist etwas Gutes, darin sind sich die Wissenschaftler einig. Wenn unser Gehirn- und Nervenstoffwechsel nämlich nicht mit 100 Prozent arbeitet und uns im Alltagsstress stark und widerstandsfähig macht, senkt die Natur als gütige Schutzmaßnahme ein defensives Stressverhalten in uns hinein. Je nach dem graduellen Zustand unserer Nerven reagieren wir dann müde, lustlos, verzagt, pessimistisch, mit depressiven Verstimmungen oder gar mit Angst.

Lebewesen mit schlecht arbeitenden Nerven- und Gehirnzellen sind den Risiken und Herausforderungen des Lebens nicht oder nur schlecht gewachsen.

Wenn sich die Stoffwechselrate unserer Gehirn- und Nervenzellen gerade mal so mit 55 oder gar nur mit 45 Prozent dahinschleppt, senkt die Natur ein ängstliches Verhalten über uns. Sie nimmt uns quasi an der Hand und sagt: »Komm, du armer Mensch. Geh in dein Zimmer, regeneriere dich erst mal. Du bist nicht gesund.« Es ist nicht anders wie bei einem Feldhasen, der gerade noch einem Fuchs entkommt und sich zitternd und schlotternd vor Angst ins schützende dunkle Unterholz verkriecht. Auch der wartet instinktiv ab, bis sich seine Gehirn- und Nervenzellen wieder regeneriert haben. Wir können von Wildtieren immer wieder viel lernen.

Denn je mehr wir die Zusammenhänge zwischen Psyche und Körper erforschen und begreifen, um so sicherer können wir sagen: Unglück und Verzweiflung sind nichts Schlechtes, Übles. In der Natur gibt es überhaupt nichts wirklich Schlimmes. Dieser völlig originäre und neue Ansatz- und Angriffspunkt bei der Therapie mentaler Erkrankungen oder Beschwerden bringt vielen Menschen ganz neue Hoffnung.

Geheimnis Nr. 52

Nicht selten ist es nur unsere falsche Lebensweise, durch die wir uns müde, verzagt oder unglücklich fühlen.

Das Lieblingsfutter unserer Gehirn- und Nervenzellen

Muskeln verbrennen Fett und Glukose zu Energie. Gehirn- und Nervenzellen sind wählerischer und akzeptieren nur Glukose. Diese kleinsten Bausteine der Kohlenhydrate sind nämlich rasch entflammbar, heizen Zellen sofort mit Energie auf. Genau darauf sind Gehirn und Nerven angewiesen. Sie müssen ja oft blitzschnell auf alle möglichen Stressfaktoren reagieren, wenn wir z. B. im Auto gerade noch einen Unfall vermeiden.

Fettmoleküle brennen in Mitochondrien, den Energiebrennkammern der Zellen, lange und intensiv. Glukose verpufft, als würde man ein Zündholz an einen Gaskocher halten. Deshalb wird Glukose auch besonders rasch in Magen und Darm abgebaut und – als Blutzucker – ans Blut abgegeben. Solange die Blutzuckerkonzentrationen auf einem gesunden Niveau liegen (zwischen etwa 80 und 105 Milligramm Glukose pro 100 Milliliter Blut), sind Gehirn und Nerven gut mit Energie versorgt.

Wenn die Werte auf 70, 60 mg oder noch tiefer absinken, reagieren wir zunächst mit Müdigkeit, innerer Unruhe, Lustlosigkeit. Je

Einen chronisch erniedrigten Blutzuckerspiegel nennen Wissenschaftler Hypoglykämie – es handelt sich um eine Zivilisationskrankheit, verursacht ausschließlich durch Fehlernährung: zu viel schnelllösliche Kohlenhydrate wie Süßes, süße Getränke, Pasta, Pizza, Weißbrot.

mehr sich die Konzentrationen verringern, desto schlimmer werden die Symptome: es stellen sich Nervosität, depressive Verstimmungen oder Angstzustände ein. Nicht selten greifen wir – Frauen häufiger, da sie über weniger Glukose-Reserven verfügen als Männer – dann oft instinktiv zu Süßem. Die z. B. in Schokolade enthaltene Glukose wird schnell abgebaut, der Blutzuckerspiegel hebt sich, und man fühlt sich kurzfristig besser – ehe der Glukose-Spiegel auf einen noch tieferen Wert als vorher absinkt und die Symptome sich weiter verschlechtern.

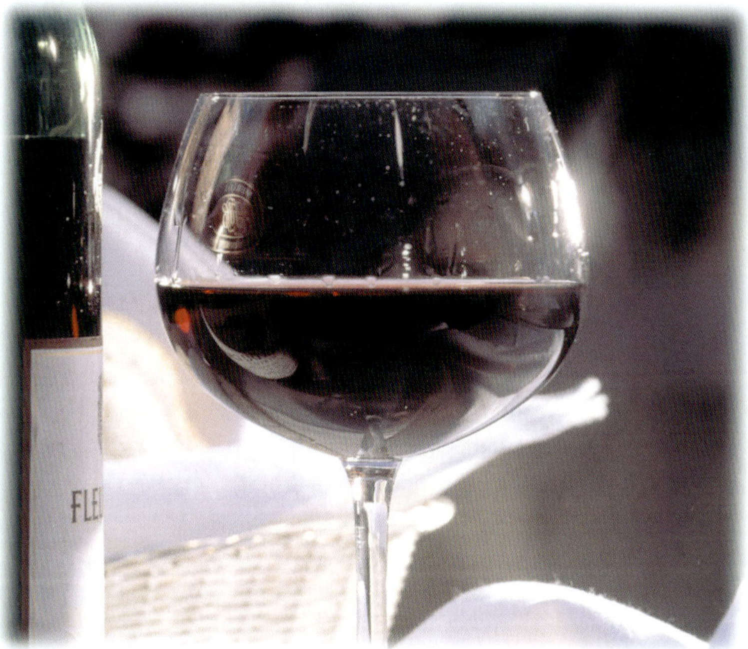

Richtig Frühstücken ist oft schon die halbe Miete für einen erfolgreichen Tag.

Es gibt auch Menschen, die durch Hypoglykämie zu Alkoholikern werden. Wenn der Blutzuckerspiegel extrem absinkt, auf Werte etwa zwischen 35 und 50, quellen die Nervenzellen auf, im Bemühen, mehr Kontakt zu Blutgefäßen herzustellen und mehr Glukose-Moleküle aus ihnen herauszusaugen. Sie schreien regelrecht nach Blutzucker, gefoltert von dem Defizit an Energienahrung. Der

Griff zur Flasche, mit der sofort löslichen Alkohol-Glukose, bringt unverzüglich Erleichterung, wird freilich auch zur schlimmen Sucht. Deswegen empfehlen Zellforscher, den Genuss von Zucker und allem Süßen stark einzuschränken, unbedingt von Weiß- oder Mischbrot auf Vollkornbrot, Vollkornbrötchen, Pumpernickel usw. umsteigen.

Hin und wieder sind mal ein paar Scheibchen Baguette erlaubt – etwa zum Krabbencocktail oder zur Rohkostplatte. Das Frühstück sollte eiweißreich sein: kalter Braten, magerer Schinken, Tofu-Würstchen, Schafs- oder Ziegenkäse, Magerquark, dazu Eischeibchen, Tomate, Oliven, Gurkenscheibchen. Nach einem solchen Frühstück registriert man vielleicht verwundert, dass die am Vormittag häufig auftretende Müdigkeit ausbleibt. Der Grund: Komplexe Kohlenhydrate werden nur langsam im Darm abgebaut, das Blut so beständig mit Glukose gespeist. Man fühlt sich den ganzen Tag über besser, weil Nerven und Gehirn ausreichend mit Energie versorgt sind.

Geheimnis Nr. 53

Mit komplexen Kohlenhydraten für einen gesunden Blutzuckerspiegel sorgen.

Wie man seine Nerven beruhigt und entspannt

Schlechte Nerven und seelische Unausgeglichenheit sind oft Ursache von Unglück oder Misserfolgen, sei es in der Partnerschaft, der Familie, im Beruf. Viele Ehen werden nur aufgrund schlechter Nerven geschieden, wenn sich Partner wegen Kleinigkeiten überwerfen, beleidigen oder sogar schlagen. Mit beruhigten, entspannten Nerven geht man viel gelassener in Konfliktsituationen hinein, man reagiert besonnen und vernünftig.

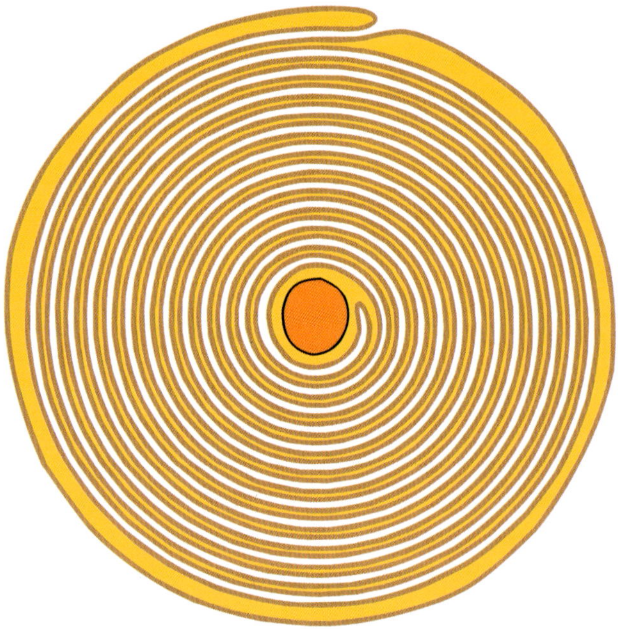

Schematische Darstellung eines Nervs mit den Myelinschichten, die den Nerv schützen und isolieren.

Schlechte Nerven sind manchmal auch Folge eines Mangels an bestimmten Nährstoffen. Betroffen und Auslöser ist die so genannte Myelin-Schicht, die sich als schützende Membran um Gehirn- und Nervenzellen schließt. Sie wickelt sich oft bis zu 100 Lagen um Nerven herum, um sie zu schützen und zu isolieren, denn Nerven müssen isoliert sein, weil sie elektrische Impulse übertragen. Unter dem Mikroskop sieht so eine Myelin-Schicht aus wie ein fest zusammengerollter Schlafsack.

Dieses Myelin hat eine bestimmte Viskosität, einen vorgegebenen Feuchtigkeitsgrad. Wenn es austrocknet oder verklebt, sind unsere Nerven gereizt, wir haben vielleicht sogar das Gefühl, bei der geringsten Kleinigkeit an die Decke springen zu müssen. Auch Gedanken, positive Empfindungen, quälen sich dann nur noch mühsam von Zelle zu Zelle. Wenn ein Mensch ständig unruhig ist, sich dies gar nicht erklären kann, könnte schlecht genährtes Myelin die Ursache sein.

Die Myelin-Schicht besteht etwa zur Hälfte aus Cholesterin, außerdem aus Proteinen und weiteren Stoffen. Entscheidend für die Gesundheit der Membranen ist der Cholesterin-Anteil. Dieser sensible Fettstoff oxidiert sehr leicht. Damit ist er dann nicht mehr transportfähig oder im Stoffwechsel verwertbar.

Aus diesem Grunde stellt Soja-Lezithin aus dem Reformhaus eine ideale Nahrungsergänzung dar. Es enthält bis zu 40 Prozent Phosphatidyl-Cholin.

Soja-Lezithin ist ein hervorragender Verbündeter gegen das Altern

Das Phosphatidyl-Cholin ist eine bioaktive Form des Cholins, eines fettähnlichen B-Vitamins, welches dafür sorgt, dass Cholesterin seine Aufgaben in der Myelin-Schicht unserer Gehirn- und Nervenzellen erfüllen kann. Schon 24 oder 36 Stunden nach der Einnahme verspürt man möglicherweise eine wohltuende Entspannung der Nerven. Cholin ist zudem Rohstoff für Acetylcholin, einen Nervenstoff, der uns konzentrationsfähig macht und mit einem exzellenten Gedächtnis versorgt. Deshalb ist Soja-Lezithin praktisch unschlagbar gegen mentale Alterserscheinungen.

Geheimnis Nr. 54

Cholin ist ein wundervolles Geschenk der Natur für unsere Nerven.

Stoffe, die uns Lebensfreude und Glück ermöglichen

Viele Menschen klagen darüber, dass sie sich nicht mehr richtig freuen, begeistern, verlieben können. Sie fühlen sich innerlich leer, wie tot.

Glücksgefühl wird in winzigen Stoffwechselwerkstätten produziert, in unserem Gehirn und in unseren Nerven. So wie ein Schreiner Holz als Werkstoff verwendet und ein Schneider Tuch,

gibt es auch für Lebensfreude und Optimismus einen Rohstoff: die Aminosäure Tyrosin.
Je mehr davon wir in Gehirn- und Nervenzellen speichern, desto leichter und schneller empfinden wir Heiterkeit und Glück. Deshalb hamstern unsere Gehirn- und Nervenzellen den ganzen Tag und auch nachts möglichst viel Tyrosin. Dies funktioniert freilich nur, wenn das Blut ausreichende Konzentrationen dieses Eiweißbausteins enthält.
Wir können Tyrosin essen (es ist in allen Lebensmitteln enthalten), es wird in unserem Stoffwechsel aber auch aus einer anderen Aminosäure synthetisiert: aus Phenylalanin. Aus Phenylalanin und Tyrosin produziert unser Nervenstoffwechsel die eigentlichen Glücksboten Dopamin und Noradrenalin. Die beiden Nervensubstanzen sind für alle positiven Stimmungssignale in unserem Körper unverzichtbar.
Ohne sie können wir nicht froh, heiter und optimistisch sein. Dass sich Menschen mental elend fühlen, kann neben anderen Ursachen auch am Fehlen dieser beiden so genannten Neurotransmitter liegen.

Die vielen Billionen und Billiarden Dopamin- und Noradrenalin-Moleküle werden in Gehirn- und Nervenzellen in winzigen Säckchen gespeichert, so genannten Vesikeln, im Innern der Zellen, aber auch in dem Spalt zwischen zwei Nervenzellen. Hier »funken« sie sich gegenseitig die Glücksbotschaften zu, ehe sie dann abgebaut oder teilweise auch wieder in die Vesikel zurückgeholt werden.

Die Glücksstoffe in unserem Körper

- **Dopamin vermittelt uns innere Harmonie, ein Gefühl von Heiterkeit, von glückseligem innerem Frieden. Es ist das Glückshormon älterer und alter Menschen. Je älter wir werden, desto weniger Dopamin bauen wir zu Noradrenalin ab.**
- **Noradrenalin wird unmittelbar aus Dopamin synthetisiert, es ist der Happy-Macher insbesondere junger Menschen. Noradrenalin macht in Stresssituationen euphorisch-aggressiv. Die Natur hat den Stoff entwickelt, damit Tiere auf Gefahren oder aber bei der Jagd blitzschnell und positiv-aggressiv reagieren. Noradrenalin ist auch Motor für die Reproduktion, der Stoff, der Menschen und Tiere anziehend macht.**

- **Noradrenalin ist deshalb so wichtig, weil es die Halbwertszeit des Neuropeptids Beta-Endorphin verlängert, eines körpereigenen Opiats, das euphorisch stimmt und übrigens auch die Schmerzgrenze anhebt. Ohne Noradrenalin wird Beta-Endorphin im Nervengewebe sehr schnell abgebaut, man kann sich dann immer nur sehr kurz freuen.**

Doch sollte man sich hüten, in blinder Hörigkeit vor den Fortschritten der Biochemie zu glauben, Glück wäre nur eine Frage der Moleküle, und der Versuchung zu erliegen, mit »Glückspillen« nachhelfen zu wollen. Die Natur lässt sich nicht gern ins Handwerk pfuschen. Sorglos eingenommen, machen diese Wirkstoffe oft süchtig und verändern die körpereigene Produktion von Glücksstoffen nachhaltig. Geeignet sind sie nur für die Behandlung psychisch kranker Menschen. Denn niemand kann es uns abnehmen, zu lernen, wie man die Konflikte und den Stress des Alltags bewältigt. Wie man mit Angst, Kummer, Leid und Trauer fertig wird. Gesund zu leben und seinen Körper mit Respekt zu behandeln, trägt aber in jedem Fall dazu bei, sich glücklicher und stärker zu fühlen.

Lebensfreude durch mehr Glückshormone

- **Wir versorgen unsere Gehirn- und Nervenzellen mit mehr Glücksrohstoff Tyrosin und Phenylalanin, wenn wir für eine bessere Eiweißverwertung sorgen. Ideal: vor den Hauptmahlzeiten einen Säurelocker trinken, den Saft einer halben Zitrone oder etwas Apfelessig, in Wasser verdünnt. Ebenfalls empfehlenswert: zu Beginn der Mahlzeit Salat auf den Tisch, angerichtet mit Essig oder Zitronensaft und etwas Öl. Dadurch wird das Nahrungseiweiß besser vorverdaut.**
- **Soja-Lezithin (aus dem Reformhaus) kurbelt ebenfalls die Eiweißverdauung an. Es enthält viel Phosphatidyl-Cholin, das**

so genannte cholinerge Neuronen im Vagus-Nerv besetzt, einem mächtigen Verdauungsnerv. Die Folge: Beim Anblick einer leckeren Mahlzeit sekretiert unsere Magenschleimhaut viel Salzsäure in den Magensaft, der dadurch saurer wird und Nahrungseiweiß optimal vorverdaut.

- **Vitamin C ist ein enorm wichtiger Stoff für die Umwandlung von Phenylalanin und Tyrosin zu den Glücksboten Dopamin und Noradrenalin. Manchmal fühlen sich Menschen nur deshalb lustlos und verzagt, weil ihnen dieser vitalisierende Nährstoff fehlt. Deshalb unbedingt immer wieder viel frisches Obst essen.**
- **Auch Kalzium zählt zu den positiven Nervenleitstoffen. Statt Wurst und Schinken lieber kalziumreichen Käse oder Quark kaufen.**
- **Mit der Hilfe dieser Nährstoffe wird das gesamte Netzwerk der Gehirn- und Nervenzellen erfrischt und aktiviert. Das Schöne daran: Die Umstellung auf Lebensmittel mit psychoaktiven Wirkstoffen kann schon am nächsten Morgen zu einem ganz neuen Lebensgefühl führen. Einfach mal ausprobieren!**

Geheimnis Nr. 55

Wir können beeinflussen, wie viel Glückshormone wir in unserem Nervensystem produzieren.

Meditation ist ein Weg, innere Ruhe und Kraft zu erlangen

Wir können von Wildtieren wirklich viel lernen, z. B. auch ihre Perfektion der Entspannung. Tiere sind unter Stress hochgradig angestrengt, hellwach und konzentriert. Wenn sie sich entspannen, tun sie das aber ebenso effizient. Ganz im Gegensatz zu uns Menschen, deren Ruhe- und Erholungsphasen oft äußerst dürftig sind. Ständig kreisen unsere Gedanken ja um Probleme, Konflikte, Pläne, Entscheidungen. Dabei hat die Natur auch in uns einen Schalter eingebaut, mit dem wir vom sympathischen auf das parasympathische vegetative Nervensystem umschalten können. Das erstere macht uns wach und stressfähig, das letztere dient ganz der Entspannung und Nährstoffversorgung der Zellen. Beide Nervensysteme sind unserem Willen entzogen. Wir können sie nicht so beeinflussen wie etwa die Muskeln eines Fingers, den wir biegen wollen.

Das sympathische Nervensystem aktiviert Herzschlag, Puls, Kreislauf, Gehirntätigkeit, Schilddrüsenfunktion, das parasympathische wirkt genau gegensätzlich: Es dämpft alle diese Funktionen, regt dafür die Magen-Darm-Tätigkeit an. Von einem System auf das andere hundertprozentig umzuschalten ist Voraussetzung für optimale Gesundheit.

Meditationstechniken zu lernen und sie anzuwenden ist nicht leicht, aber erlernbar. Für den Anfang empfiehlt sich Folgendes: Gehen Sie in die Natur oder in einen Park und versuchen Sie 20 Minuten lang vollkommen in sich versunken,

- dem Murmeln eines Baches zu lauschen,
- oder den Wolken zuzugucken, wie sie am Himmel dahinziehen,
- oder Bäume zu beobachten, wie sie sich im Wind wiegen,
- oder zuzuhören wie Grillen zirpen,
- oder ganz einfach nur auf eine grüne Wiese zu schauen.

Wenn wir danach heimkehren, fühlen wir uns nicht nur entspannt und beruhigt, sondern auch auf wundervolle Weise vitalisiert. Wir kehren vom parasympathischen vegetativen Nervensystem erholt ins sympathische zurück. Vielleicht machen Ihnen ja diese an sich recht simplen Übungen Lust auf »mehr«, in diesem Fall sollten Sie sich vielleicht zur Teilnahme an einem richtigen

Schon in den alten Kulturen Asiens waren sich die Menschen der ungeheuren Kräfte, die der Meditation innewohnen, bewusst. Auch die Mönche des europäischen Mittelalters praktizierten sie als Teil ihres Dienstes an Gott. Im Zeitalter der Maschinen allerdings galt es dann als unschicklich, Zeit mit »Nichtstun« zu verschwenden, so dass wir erst vor kurzer Zeit diese wunderbare Entspannungstechnik wiederentdeckt haben.

Training entscheiden. So bieten vielerorts z. B.: Volkshochschulen, aber auch niedergelassene Heilpraktiker entsprechende Kurse an.

Geheimnis Nr. 56

Den kleinen Schalter in uns suchen und finden – für die totale innere Erholung.

Traumhaft schlafen

Weich eingebettet in die Hirnbasis liegt die kleine Zirbeldrüse. Sie produziert ein Schlafhormon, Melatonin, dass wir in dem Augenblick, in dem wir zu Bett gehen, brauchen.

Melatonin wird aus der Aminosäure Tryptophan gewonnen. Diese ist in vielen unserer Lebensmitteln zu finden, allerdings nur in geringen Konzentrationen. In einem Schnitzel oder einem Stück Käse sind rund siebenmal mehr typische Muskeleiweißbausteine enthalten als die Schlaf-Aminosäure Tryptophan.

Hinzu kommt, dass es für einen Eiweißbaustein viel leichter ist, Muskelzellen anzusteuern als die Blut-Hirn-Schranke. Diese ist einigermaßen verbarrikadiert – verständlicherweise, soll sie doch das Gehirn vor Fremdsubstanzen schützen, die dort nichts zu suchen haben.

Schon die alten Chinesen sagten vor 5 000 Jahren: »Wenn du schlafen willst, süße deinen Tee.« Auch Honigmilch kann beim Einschlafen helfen, selbst ein Esslöffel weißer Zucker, der sonst wirklich alles andere als empfehlenswert ist.

Durch die Blut-Hirn-Schranke, molekülwinzige Poren, wollen freilich auch andere, robustere Aminosäuren. Die verdrängen die zarteren Tryptophan-Moleküle nur allzu leicht. Doch da gibt es einen Trick: Wenn wir abends kohlenhydratreich essen, schüttet die Bauchspeicheldrüse viel Insulin aus, das die gewonnene Glukose, aber auch reichlich Aminosäuren in Zellen hineinschleust.

Dadurch hat Tryptophan an den Poren der Blut-Hirn-Schranke weniger Konkurrenz – und gelangt leichter an seine Zielorte.

Grundsätzlich gilt: Eiweißreich essen stört die Schlafbereitschaft, weil für die Verdauung viel Energie aufgewendet werden muss, der Zellstoffwechsel daher auf Hochtouren arbeitet. Wer unter Ein- und Durchschlafstörungen leidet, sollte abends kohlenhydratreich essen. Da weiten sich auch die Gefäße etwas, der Blutdruck sinkt minimal – und das Schlafhormon Melatonin hat es leicht, uns in den Schlummer zu versenken.

Geheimnis Nr. 57

Einen Esslöffel Honig für einen süßen Traum.

Wie man beim Erfolg haben nachhelfen kann

Es gibt zweifelsfrei Menschen, die es im Leben leichter haben: Sie sind immer fröhlich, haben eine positive Grundeinstellung und selbst Stress macht ihnen Spaß. Anderen dagegen fällt es schwer, schon recht simple Konfliktsituation zu bewältigen, sie würden jedem Stress gern aus dem Weg gehen und leiden ungeheuer darunter. Dabei – dies haben Wissenschaftler jetzt herausgefunden – ist daran meist nur ein winziges Molekülteilchen schuld: CH_3, die sogenannte Methyl-Gruppe. Es macht den Unterschied zwischen dem Euphoriestoff Noradrenalin und Adrenalin aus, einem Stresshormon, dem jedoch die rauschhaft-optimistische Komponente fehlt. Adrenalin ist mit CH_3 belastet, Noradrenalin ist frei von diesem winzigen, hemmenden Anhängsel.

Noradrenalin ist einer der Lieblingsstoffe der Natur, weil es Lebewesen in höchstem Maße stress- und konkurrenzfähig macht, auf der Jagd, beim Gejagtwerden, bei der Arbeit. Die Natur will aber auch nicht, dass ihre Geschöpfe untergehen, nur weil sie zu wenig Noradrenalin im Nervengewebe synthetisieren, oder weil die entsprechenden Reserven nach massiver Stressattacke gerade erschöpft sind. Deshalb hat sie ein Ersatzhormon erfunden, das auch wach und konzentriert macht, bei Stress aufputscht, das

Noradrenalin wird vorwiegend in so genannten postganglionischen Neuronen im autonomen Nervensystem produziert – aus den Aminosäuren Phenylalanin bzw. Tyrosin. Er wird blitz- oder gar elektronenschnell über Nervenleitbahnen übertragen.

aber dabei nicht euphorisch stimmt: Adrenalin. Es wird vorwiegend im Nebennierenmark produziert und übers Blut transportiert. Wollen Sie noch mal lesen, wie man möglichst viel Noradrenalin, das Siegerhormon, produziert? Dann schlagen Sie noch einmal nach unter GEHEIMNIS NR. 55.

Geheimnis Nr. 58

Schenk deinen Nervenzellen Noradrenalin – und sie schenken dir Erfolg.

Konzentration mit Biostoffen tanken

Man muss ja nicht gleich ein Gedächtniskünstler sein, der das statistische Jahrbuch nach einmaliger Lektüre auswendig vortragen kann – aber etwas mehr Konzentrationsfähigkeit täte so manchem Zeitgenossen ganz gut. Es soll ja Leute geben, die sich nicht mehr als drei Telefonnummern merken können und auch schon mal vergessen, wo sie ihr Auto geparkt haben. Die biochemischen Prozesse unseres Hirns werden sicher noch für mehrere Forschergenerationen Herausforderung und Lebensaufgabe sein, doch wissen wir bereits heute sicher, dass Acetylcholin (ACh) hinsichtlich des Intellekts sowie für ein gutes Gedächtnis und Konzentrationsfähigkeit mitverantwortlich ist. Dieser so genannte Neurotransmitter wird in cholinergen Nerven-Terminals synthetisiert.

Je mehr ACh produziert wird, desto mehr davon wird in Synapsen abgegeben, in den Spalt zwischen den Neuronen. Erst hier kann ACh für Konzentration sorgen, im Netzwerk der Signalübermittlung über Milliarden Gehirnzellen. Je mehr Cholin sich im Gehirn befindet, desto mehr zünden cholinerge Neuronen ihr Feuerwerk an Geist, Intellekt und blitzschnellen Assoziationen. Je älter Menschen werden, desto mehr verlieren sie die Fähigkeit, ACh zu synthetisieren, weil die Zahl ihrer Neuronen abnimmt. Oft wird dieser

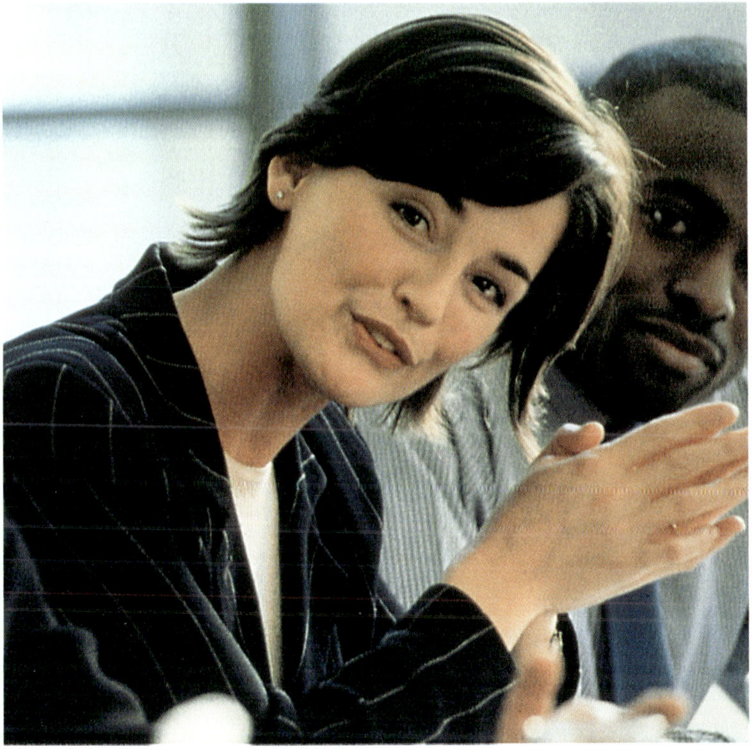

Prozess durch den Mangel am Rohstoff Cholin noch befördert. Erste Warnsymptome sind Vergesslichkeit und Konzentrationsmangel. Die zunehmende Lebenserwartung hat dazu geführt, dass immer mehr Menschen im Alter unter so genannten Demenzkrankheiten leiden, die bekannteste unter ihnen ist sicherlich das Alzheimer-Syndrom. Wie sie im Einzelnen entstehen, konnte bisher noch nicht vollständig geklärt werden, auch eine Behandlung, die dem Einzelnen dieses Schicksal ersparen kann, gibt es noch nicht. Doch neben dem Ratschlag, Gehirn und Geist immer wieder von neuem zu trainieren und vor Herausforderungen zu stellen, empfehlen Wissenschaftler zur Vorbeugung eine cholinreiche Kost. Cholinreiche Lebensmittel sind Leber, Soja- oder Tofu-Produkte, Eigelb, Wal- und Erdnüsse, Mandeln, Pilze, Naturreis, Vollkornpro-

Cholinreiche Lebensmittel sind Leber, Soja- oder Tofu-Produkte, Eigelb, Wal- und Erdnüsse, Mandeln, Pilze, Naturreis, Vollkornprodukte, Spinat, Krabben und Magerkäse.

dukte, Spinat, Krabben und Magerkäse. Beste Nahrungsergänzung ist Soja-Lezithin aus dem Reformhaus, das bis zu 40 Prozent aus Cholin besteht. Sie empfiehlt sich besonders für Menschen, die mental unter starkem Stress oder auch vor wichtigen Prüfungen stehen.

Geheimnis Nr. 59

Gehirnzellen freuen sich über jedes Cholin-Molekül.

Zu viel Kupfer kann nervös machen

Wenn wir nach einem langen Winter endlich wieder die Frühlingssonne genießen können und auch in einem maßvollen Sonnenbad unsere Blässe loswerden, dann fühlen wir uns oft großartig. Das Spurenelement Kupfer hat Farbpigmente in unserer Haut synthetisiert, in der Haut steckt also jetzt viel Kupfer. Dafür ist das Gehirn viel Kupfer losgeworden, eine Bürde, unter der es zu leiden hatte. Zu hohe Kupferablagerungen in Gehirnzellen führen nämlich zu Nervenschwäche.

In unserem Stoffwechsel wirken oft so genannte Antagonisten, Gegenspieler, zusammen. So z. B. Natrium (im Kochsalz), das Wasser bindet, und Kalium, das Wasser aus dem Körper ausschwemmt. Wissenschaftler sprechen von einer physiologisch gesunden Balance im Verhältnis zweier solcher Stoffe.

Auch Kupfer hat einen Gegenspieler: das Spurenelement Zink. Wenn Zink fehlt, wird die Kupferzufuhr nicht mehr genügend kontrolliert, und das Metall nistet sich in ungesunden Konzentrationen im Gehirn ein. Zinkmangel ist mit der am weitesten verbreitete Nährstoffmangel, gemeinsam mit dem Folsäuremangel. Ein Mangel an Zink macht deshalb unruhig, nervös und oft auch gereizt.

Verantwortlich dafür sind kupferhaltige Enzyme, die eigentlich harmlos sind und auch im Organismus gebraucht werden. Sie sind am Aufbau stimmungsaufhellender Neurotransmitter beteiligt, können aber auch so genannte Katecholamine inaktivieren, Rohstoffmoleküle für die Glücksboten Dopamin, Noradrenalin und Serotonin. Das Enzym Kupfer-Zink-Superoxid-Dismutase ist für den Schutz von Gehirnzellen von allergrößter Bedeutung. Wenn aber die Kupfer-zu-Zink-Balance entgleist, wird es nicht mehr in ausreichender Menge hergestellt und mentale Probleme können die Folge sein. Kupfer ist in unserer Nahrung mehr als genug enthalten. Das Problem lautet: Zink. Zellforscher empfehlen, 30 Tage lang ein Zinkpräparat aus der Apotheke einzunehmen (nach Beipackzettel), um eventuelle Gewebsdefizite an diesem Spurenelement auszugleichen.

Geheimnis Nr. 60

Nervosität ist oft nur Folge von Zinkmangel.

Das 30-Tage-Programm für starke Nerven und glückliche Gehirnzellen

- **Den Gehirn- und Nervenstoffwechsel auf 100 Prozent »hochfahren« durch optimale Ernährung.**
- **Für einen gesunden Blutzuckerspiegel sorgen, damit Gehirn und Nerven stets reich mit Glukose versorgt sind.**
- **Soja-Lezithin als Nahrungsergänzung einnehmen. Es enthält Cholin, das für die neurochemischen Prozesse unverzichtbar ist.**
- **Die Aminosäure Tyrosin ist Rohstoff für Glück, Optimismus und Heiterkeit.**
- **Nerven beruhigen und entspannen durch Meditation in der Natur.**
- **Besser schlafen durch mehr Melatonin.**
- **Die Noradrenalin-Produktion auf Touren bringen – es hilft uns besser als Adrenalin, Probleme und Stress zu bewältigen.**
- **30 Tage lang Zinktabletten aus der Apotheke einnehmen, um eventuell zu hohe Kupferkonzentrationen im Gehirn abzubauen.**

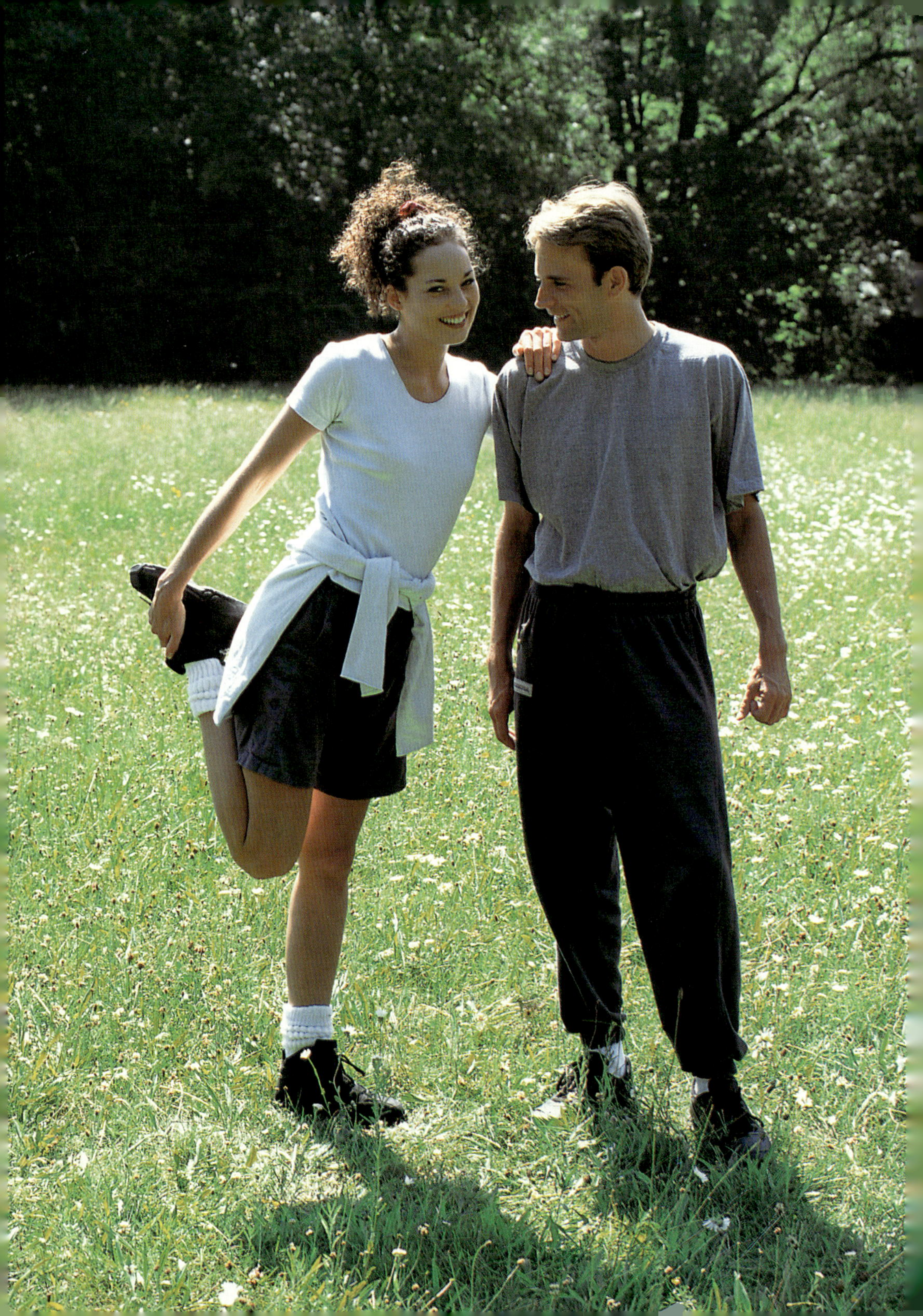

Viel mehr Lebensqualität durch Sport und Fitnessübungen

Unsere fabelhaften Muskeln

Jeder Mensch hat ungefähr 250 Muskeln, und jeder einzelne ist ein Wunder der Natur. Gesteuert durch Nerven, tun manche Muskeln das, was wir von ihnen verlangen, andere wiederum ordnen sich unserem Willen nicht unter, wie z. B. der Herzmuskel oder die Muskeln im Verdauungsapparat. Lebensnotwendige Organfunktionen überwacht die Natur also lieber selber.
Die Muskeln, die wir willentlich beeinflussen können, wie jene der Arme und Beine, erlauben uns begrenzte Mobilität. Sie sind genetisch an ein bestimmtes Leistungspotenzial angepasst. Die Natur möchte also auch nicht, dass wir uns bemühen, Übermenschen zu werden, indem wir uns mit Hilfe von Hanteln und Gewichten im Fitnessstudio Bizepsberge antrainieren. Wildtiere kommen ja auch mit ihrem natürlichen Muskelpotenzial aus. Warum nicht auch wir Menschen?
Freilich: Trainieren, belasten sollten wir unsere Muskeln schon. Damit sie nicht an Masse verlieren.
Wir fühlen uns ja auch körperlich viel besser, wenn wir einen kräftig entwickelten Muskelapparat haben. Unsere Körperhaltung verbessert sich, und auch unserem seelischen Befinden tut Bewegung richtig gut.

Geheimnis Nr. 61

Gut trainierte Muskeln vermitteln uns ein tolles Lebensgefühl.

Wissenswertes über unsere Muskeln

Die Muskeln einer Wildente sind dunkel, sie bestehen vorwiegend aus roten Muskelfasern, speichern viel Fett und Glukose als Energievorräte und auch viel Myoglobin, das wiederum den notwendigen Sauerstoff für Dauerbelastungen transportiert.

Sie machen rund 40 Prozent unseres Körpergewichts aus, vorausgesetzt, sie sind gut genährt und ausreichend trainiert. Sie bestehen vorwiegend aus den Proteinen Actin und Myosin, denen sie auch die Fähigkeit zur Kontraktion verdanken.
Wissenschaftler unterscheiden zwischen weißen und roten Muskeln. Die weißen verfügen über weniger Blutgefäße und weniger roten Muskelfarbstoff Myoglobin (deshalb sind sie weiß). Weiße Muskeln speichern auch weniger Energiebrennstoff, Fett oder Glukose, sie eignen sich für kurze, spontane Belastungen, also z. B. für einen 100-Meter-Sprint bei einer Olympiade.
Ein Truthahn hat viele weiße Muskeln. Wenn er gejagt wird, flüchtet er in kurzen Flügen, zwischen denen er sich immer wieder erholen muss. Weiße Muskeln verbrennen ihre Energievorräte nämlich schnell und müssen danach wieder auftanken. Marathonläufer und Langstreckenschwimmer entwickeln viel rotes Muskelpotenzial.
Ein Mensch kann sich also mehr weiße oder mehr rote Muskeln antrainieren. Wichtig ist freilich allein, dass er seine Muskeln überhaupt viel bewegt und sportlich aktiviert.
Muskeln brauchen beim Wachstum Eiweiß. Wenn sie nicht belastet und immer schwächer werden, geben sie gespeicherte Aminosäuren wieder ab.
Gesteuert wird ihr Aufbau durch ein einzigartiges Gen, das in den Chromosomen der Zellkerne sitzt als Teil unserer menschlichen Erbanlagen.
Zellforscher bezeichnen dieses erst kürzlich entdeckte Gen als Dystrophin-Gen, es ist das mit Abstand größte bzw. längste unserer Gene. Jetzt, zu Beginn des neuen Jahrtausends, stimmen US-Leistungssportler ihre Trainingsprogramme auf das Potenzial dieses speziellen Muskel-Gens ab.

Das erstaunliche Dystrophin-Gen

In jedem Zellkern unseres Körpers stecken 23 Chromosomen-Paare, jeweils 23 dieser Chromosom-Moleküle haben wir von unseren Elternteilen geerbt.
Die Chromosomen wiederum setzen sich aus unseren Genen zusammen. Dabei handelt es sich um Abschnitte der strickleiterförmig strukturierten DNS (Desoxyribonukleinsäure), die hauptsächlich aus vier Basen besteht, deren Anordnung sozusagen die Buchstaben unseres genetischen Codes sind.
Könnte man die DNS-Stränge einer einzigen Zelle aneinander knüpfen, entstünde ein Fadenmolekül von 1,8 Meter Länge. Würde man alle DNS-Moleküle in unserem Körper aneinander binden, entstünde ein Fadenmolekül, das man etliche tausend Mal zwischen Erde und Sonne herum aufwickeln könnte.
Auf dieser DNS-Strickleiter, die ca. 3,5 Milliarden Sprossen zählt, erstrecken sich ca. 80 000 Gene, einige davon sind aktiv, andere wiederum tragen wir sozusagen als Notfallgepäck der Evolution mit uns herum. Die Gene sind einzeln oder auch in Gruppen für die verschiedenen Körperfunktionen zuständig, z. B. für die Produktion des RhodopsinMoleküls in unseren Augen, das uns Sehkraft verleiht, für die Herstellung eines bestimmten Enzyms oder für das Wachstum der Haare.
Das längste derzeit bekannte Gen ist das Dystrophin-Gen, das unsere Muskeln wachsen lässt. Es erstreckt sich auf der DNS über rund drei Millionen »Strickleitersprossen«. Wenn wir unsere Muskeln trainieren, prägt dieses Gen im Zellkern ein Muster aus. Dieses Muster wandert dann durch feine Poren des Zellkerns ins große Innere der Muskelzelle, nach der Vorgabe dieses Musters werden dann Muskelproteine angefertigt. Weil das Dystrophin-Gen so lang ist, dauert es vergleichsweise recht lange, bis nach schweißtreibender Gymnastik endlich kräftige Muskeln wachsen.

Geheimnis Nr. 62

Täglich ein paar Minuten lang das Dystrophin-Gen ankurbeln, mit einem Training für schöne Muskeln.

Den Körper mit Sauerstoff in Schwung bringen

Muskeltraining ist unterschiedlich effektiv. Je mehr Sauerstoff den Muskelzellen zugeführt wird, desto beträchtlicher sind Trainingserfolge. Also am besten eine Sportart auswählen, die keinen übermäßigen Aufwand erfordert und die auch an der frischen Luft erfolgen kann. Ideal ist Waldlauf, weil Bäume Lichtenergie in chemische Energie umwandeln und dabei viel Sauerstoff freisetzen. Waldlauf »bringt« also mehr als ein vergleichbares Trainingsprogramm im Keller unseres Hauses oder im Fitnessstudio.

Sauerstoff hilft, die Muskelzellen wachsen zu lassen

Viel Sauerstoff einatmen bedeutet aber noch lange nicht, dass dieser Lebensspender dann auch wirklich in den Mitochondrien, den Energiebrennkammern der Muskelzellen landet Sauerstoffmoleküle haben eine wahrlich abenteuerliche Reise durch das Labyrinth unserer Blutgefäße vor sich, ehe sie schließlich an ihren Zielorten ankommen.

Wenn Sauerstoffmoleküle auf Reisen gehen

Unsere Lungenalveolen, die Zellen, die Sauerstoff aus der Atemluft aufnehmen, haben eine Gesamtoberfläche von etwa 130 m^2, halb so viel wie ein Tennisplatz. Die Sauerstoffmoleküle schlüpfen durch diese Alveolen unmittelbar in rote Blutkörperchen in extrem feinen Blutkapillaren. Gleichzeitig atmen wir Kohlendioxid aus, in der Lunge findet also ein Austausch statt.

Ein paar Sekunden vor dem Beginn ihrer Reise haben sich die winzigen Sauerstoffmoleküle vielleicht noch in Blättern einer

Eiche oder den Nadeln einer Tanne befunden. Jetzt finden sie sich schon im Hämoglobin wieder, dem roten Blutfarbstoff, wo sie sich fest an Eisenpartikel anschließen. Eisen im Hämoglobin ist das unverzichtbare Spurenelement für den Transport von Sauerstoff.
Die Reise durch ein insgesamt 100 000 Kilometer langes Netzwerk von großen, kleinen und allerkleinsten Blutadern beginnt. Innerhalb von acht Sekunden haben die eingeatmeten Sauerstoffmoleküle alle 70 Billionen Körperzellen erreicht. Hier werden sie bereits dringend erwartet, damit Zellenergie entfacht werden kann.

Um ein Feuer zu entfachen oder irgendetwas anzuzünden, wird Sauerstoff benötigt. Um Fett oder Glukose zu Energie verbrennen zu können, brauchen Zellen Sauerstoff. Muskelzellen benötigen besonders viel davon, vor allem dann, wenn sie sportlich beansprucht werden.
Ein kräftiger Herzmuskel ist eine gewaltige Sauerstoffverbrennungsmaschine, deren Energiefeuer beim Waldlauf natürlich besonders perfekt gespeist werden.
Allerdings ist an sehr heißen Sommertagen und auch sonst immer dann, wenn der Ozongehalt der Luft über das Normale steigt, von solchen Aktivitäten abzuraten, da dieses dreifache Sauerstoffmolekül Lungen, Herz und Kreislauf belastet.
Unsere Muskelzellen habe Mitochondrien, winzige Energieöfen, in denen Fett oder Glukose zu Energie verheizt wird. Je mehr wir trainieren und je mehr Sauerstoff wir gleichzeitig unserem Organismus zuführen, desto mehr Mitochondrien entwickeln Muskelzellen und desto besser funktioniert die Zellatmung. Dies bedeutet auch, dass mehr Zellproteine gebildet werden, dass der Zellstoffwechsel zunimmt und dass sich neue, junge Muskelmasse bildet. Deshalb ist es schade, wenn wir schwitzen und

Trainingsenergie in schlecht gelüfteten Räumen vergeuden. Training im Freien kann beim Muskelaufbau den doppelten Erfolg bringen.

Geheimnis Nr. 63

Sauerstoff macht Muskeln stark.

Ohne ausreichend Eisen ist Training nur die Hälfte wert

Hauptaufgabe des Spurenelements Eisen in unserem Körper ist der Transport von Sauerstoff. Eisen und Sauerstoff haben eine starke Affinität zueinander. Eisenatome hoffen natürlich, dass sie in der Lunge auch ausreichend Sauerstoffatome antreffen, wobei ein Eisenatom jeweils ein Sauerstoffmolekül huckepack nehmen kann, das aus zwei Sauerstoffatomen besteht. Wenn in Lungenalveolen nicht ausreichend Sauerstoff vorhanden ist, gehen Eisenatome leer aus. Andersherum können Sauerstoffmoleküle nicht transportiert werden, wenn Eisen fehlt.

Eisen ist lebensnotwendig für den Sauerstofftransport in unserem Körper.

In den Mitochondrien, den kleinen Energiebrennkammern der Zellen, wirken Eisen und Sauerstoff ebenfalls zusammen. Eisen spielt eine bedeutende Rolle beim Transport von Elektronen im Stoffwechsel von Sauerstoff.

Wer sehr viel Sport treibt, halst sich womöglich ein Eisenproblem auf. Leistungssportler, speziell Langstreckenläufer, haben nicht selten pathologisch niedrige Eisenkonzentrationen im Blut. Dies kann mit einem erhöhten Blutvolumen einhergehen oder auch mit einer erniedrigten Eisenaufnahme im Darm. Sport ist Stress, und unter Stress wird die Darmtätigkeit gedrosselt. Auch durch Schwitzen geht Eisen verloren. Exzessives Training kann zudem zu inneren Blutungen führen – und damit zu Eisenverlusten. Frauen, die viel Sport treiben, sollten sich vergegenwärtigen, dass sie

während der Monatsregel täglich bis zu 0,7 Milligramm Eisen verlieren können.
Viele Menschen verwerten Nahrungseisen ungenügend, weil ihnen Magensäure fehlt. Für das Lösbarmachen und Ionisieren von Eisen ist ein niedriger pH-Wert im Magensaft unverzichtbar, also eine saure Verdauungsflüssigkeit. Ein weiterer Grund, durch entsprechende Maßnahmen die Magensäureproduktion anzukurbeln.
Eisen wird ohnehin nicht leicht aus dem Darm ins Blut aufgenommen. Phosphate, reichlich in Cola, Limonaden, Junk Food und den meisten Wurstsorten enthalten, aber auch Phytate in Getreide, Spinat oder Linsen sowie Soja-Produkte können die Eisenaufnahme hemmen. Schwarzer Tee drosselt die Eisenverwertung um bis zu 60 Prozent, Kaffee um bis zu 40 Prozent. Wenn dagegen Vitamin-C-reiches Obst oder Gemüse Bestandteil der Mahlzeit ist, wird die Eisenverwertung drastisch verbessert.

Vitamin C ist in unserem Stoffwechsel ein bedeutender Verbündeter des Spurenelements Eisen. Besonders reich an Vitamin C sind – von Früchten abgesehen – Kohl, Sauerkraut, Tomaten, Blumenkohl, Brokkoli, Karotten, Kürbis, Rosenkohl und Rote Bete.

Geheimnis Nr. 64

Eisenreich essen – dadurch mehr Sauerstoff tanken.

Gas geben beim Zellstoffwechsel

In jüngster Zeit haben Genforscher kleine Zellsubstanzen entdeckt, die sich fantastisch für Vitalität und Dynamik nutzen lassen. Sie haben ihnen die Bezeichnung »Stringent Factors« gegeben, zu deutsch etwa: »Erzwingende Faktoren«. Mit der Entdeckung dieser Zellheinzelmännchen haben Wissenschaftler jetzt auch enorme Einblicke in die Entstehung von körperlicher und mentaler Fitness gewonnen.
Die Stringent Factors haben den Auftrag, unablässig zu kontrollieren, welche Nährstoffe sich in welchen Konzentrationen im Innern der Zelle befinden. Fehlen z. B. Vitamin B_6, die Aminosäure Valin oder das Spurenelement Mangan, so bewirken diese kleinen

Die ausgewogene Versorgung mit allen Vitaminen und Nährstoffen ist die entscheidende Voraussetzung für körperliche Fitness.

Moleküle innerhalb von Zehntelsekunden die Drosselung des Zellstoffwechsels – so lange, bis entsprechender Nachschub an den fehlenden Stoffen eingetroffen ist. Erst dann wird der Zellstoffwechsel wieder auf maximale Leistung gebracht.

Hinter diesem Mechanismus verbirgt sich eines der größten Wunder der Natur, die noch nie in den Jahrmilliarden ihres Bestehens Energie darin vergeudet hat, mit der Produktion eines Proteins zu beginnen, um irgendwann festzustellen, dass nicht sämtliche dafür notwendigen Nährstoffe auch vorhanden sind. Ähnlich einer Hausfrau, die ein Gericht nach Kochbuch zubereitet und erst mit dem Kochen beginnt, wenn sämtliche notwendigen Zutaten auch vor ihr auf dem Tisch liegen.

So also wird der Zellstoffwechsel mal angekurbelt, mal gebremst, je nach Stress und Ernährung. Deshalb fühlen wir uns im Laufe eines Tages zuweilen richtig gut, dann wieder hundemüde, mal sind wir optimistisch, dann wieder verzagt.

Auch im Sport, in den Trainingsprogrammen, liefern die Stringent Factors neue Einsichten. Was bedeutet der Begriff »Tagesform«? Warum kommt ein Läufer an irgendeinem Tag schlecht über die Hürden, kann sich dies nicht erklären? Warum versagen einem Tennisspieler im Wettkampf die Nerven? Der Grund: Stringent Factors und Gene lenken und steuern das Auf und Ab des Zellstoffwechsels – stets nach Maßgabe der Nährstoffkonzentrationen innerhalb der Zelle. Dabei entscheidet immer der so genannte limitierende Nährstoff. Wenn die Aminosäure Leucin fehlt, können keine Proteine synthetisiert werden, für die Leucin als Bestandteil gebraucht wird. Fehlt Vitamin B_1, kann keine Zellfunktion erfüllt werden, für die B_1 benötigt wird. Sofort sinkt dann die Anzahl der Ribosomen, der kleinen Eiweißfabriken in der Zelle – und damit auch der Zellstoffwechsel. Wer etwas für seine körperliche Ertüchtigung machen möchte, sollte deshalb ganz besonders auf eine kerngesunde Basiskost achten.

Geheimnis Nr. 65

Den Genen keinen Anlass geben, den Zellstoffwechsel zu drosseln.

Wie man am besten Muskelmasse aufbaut

Unsere Skelettmuskeln bestehen vorwiegend aus Muskelgewebe, Nerven und Sehnen. Sie enthalten wenig Fett, dafür vorwiegend Proteine. Sie sind neben dem Bindegewebe ein Reservedepot für Eiweiß im Körper. Wenn dem Organismus also Aminosäuren fehlen, holt er die sich unerbittlich aus den Muskeln. Stress und Fehlernährung fressen gleichermaßen Muskelmasse auf. Die Aufbauarbeit für den Bizeps wird dadurch entsprechend erschwert.

Muskelmasse aufbauen – mit Verstand und ohne Übertreibungen.

Bevor man mit Übungen beginnt, sollte man die Muskeln aufwärmen, um Verletzungen wie Zerrungen oder kleine Muskelrisse zu vermeiden. Bei der Gymnastik kann man sich sonst schon mit der allerersten Rumpfbeuge einen perfekten Hexenschuss einhandeln.
Unsere Muskeln sollten auch nicht überanstrengt werden. Dies ist sinnlos, ihre Gene können stets nur ein bestimmtes Quantum an so genannter Dystrophin-mRNS ausprägen, die Mustervorlagen, nach denen im Innern der Muskelzelle dann die anabolischen Zellproteine entstehen.
Die Natur will auch nicht, dass wir uns durch unnötige Muskelarbeit verletzen. Deshalb hat sie den Muskelkater erfunden, eine Verhärtung im Muskelgewebe, die durch Übersäuerung, durch Milchsäure zustande kommt. Die baut sich dann auf, wenn Sauerstoff verbraucht ist. Das führt zu Schmerzen und Spannungszuständen – allesamt Hinweise, dass Überstrapazen, z. B. mit Hanteln und Gewichten, den Muskeln nicht gut tun. Und dass ein Übermaß an Muskelmasse dem Körper nicht gut tut.
Da hilft es auch nicht, zusätzlich Eiweißpulver aus dem Gesundheits-Shop einzunehmen. Hobby Sportlern reicht das Eiweiß in

der täglichen Nahrung vollkommen aus. Nur wer wirklich Hochleistungssport betreibt, wie etwa ein Triathlet, kann sein Nahrungs-Protein mit dem weißen Aminosäurenpulver aufpeppen.
Wer mit Fitnessprogrammen anfängt, sollte dies gemäßigt tun. Erst mal nur einen halben Kilometer joggen, mit kleinen Hanteln beginnen, auf dem Fahrrad kürzere Strecken bewältigen. Dies bringt anfangs genau so viel, als wenn man sich in übertriebenem Ehrgeiz die Lunge aus dem Leib rennt. Die Beinmuskeln wachsen deshalb auch nicht schneller. Täglich gleichmäßiges und nicht übertriebenes Training steigert vor allem den Zellstoffwechsel, der bleibt dann noch über Stunden hinweg erhöht, wenn man schon längst entspannt daheim auf der Couch liegt und die Sportschau anguckt. Erhöhter Zellstoffwechsel lockert die Bereitschaft der Fettzellen zur Lipolyse, zur Fettfreisetzung.

Auf keinen Fall sollte man ein Trainingsprogramm mit einer kalorienarmen Schlankheitskur koppeln. Gerade im Sport braucht der Körper mehr Nährstoffe, anstatt weniger. Das Ziel, schlanker zu werden, erreicht man viel leichter durch eine gesunde Ernährung. Um zwei Pfund neue magere Muskelmasse aufzubauen, braucht man etwa 6 000 Extrakalorien. Man muss also unbedingt mehr essen anstatt weniger.

Wenn Muskeln nicht trainiert werden, werden sie auch unzulänglich ernährt, ganz egal, wie gesund man sich insgesamt mit Nährstoffen versorgt. Der Zellstoffwechsel verharrt auf einem zu niedrigen Niveau, dem entsprechend werden auch keine Aminosäuren, Vitamine, Spurenelemente oder Fettsäuren angefordert. In schlaffen Muskeln sind die Konzentrationen von Wasser, Bindegewebe und Fett erhöht – im Verhältnis zum Muskeleiweiß. Die Muskeln einer untrainierten Person sehen sogar kräftiger aus, als sie es in Wirklichkeit sind. Sie dienen im über das Normale hinausgehenden Maß als Glukose-Depots. Glukose bindet viel Wasser, man hat nur scheinbar mehr Muskelmasse. Deshalb verlieren viele Fitness-Anfänger erst mal Muskelmasse – trotz Training, weil eben viel Glykogen (Glukose-Reserven) und Wasser verloren gehen. Dies ist aber kein Grund zum Verzagen. Die Muskeln reichern sich rasch wieder mit Glukose an – und vor allem dann auch mit den erwünschten Muskel-Proteinen.
Die Muskeln sollten täglich mindestens bis zu 70 Prozent ihrer Leistungskraft beansprucht werden, jeweils wenigstens ca. 10

Minuten. Ein gutes Zeichen ist, wenn man ins Schwitzen kommt und keuchen muss. Schließlich hat jeder Mensch seine ganz individuelle Veranlagung für eine bestimmte Sportart. Die sollte man herausfinden. Dann führen Fitnessprogramme und sportliches Training zu kräftigen Muskeln und mehr Lebensqualität.

Geheimnis Nr. 66

Es macht Spaß, den Muskeln zuzusehen, wie sie wachsen.

Wasser – ein unersetzbarer Fitness-Nährstoff

Wie dynamisch oder schlapp wir uns fühlen, hängt oft von unserem Wasserhaushalt ab. Wasserverlust im Training kann zu Muskelkrämpfen und Schwächeanfällen führen. Anstatt sich großartig zu fühlen, wenn man nach dem Training aus der Dusche kommt, ist man fix und fertig. Verantwortlich dafür ist möglicherweise eine Erweiterung der Hautgefäße. Dadurch versackt Blut, es fehlt dem Kreislauf – und dies macht schlapp.

Für Gesundheit und Fitness muss man trinken lernen.

Wenn wir ein Prozent unseres Körpergewichts in Form von Wasser verlieren, bekommen wir Durst. Bei zunehmendem Flüssigkeitsverlust kommt es zu mentalen und körperlichen Schwächezuständen aufgrund der folgenden verminderten Sauerstoffaufnahme, der reduzierten Herzleistung, einer ungenügenden Glukose-Versorgung und weiteren Störungen, die der Flüssigkeitsmangel auslöst. Das Fatale: Wasserverlust wird oft nicht wahrgenommen. Komischerweise finden es viele Menschen leichter, ausgiebig zu essen als ausreichend zu trinken. Denn im Idealfalle sollten wir trinken, bevor wir Durst verspüren.

Bei Erwachsenen empfehlen die Forscher, wenigstens zwei Liter an Flüssigkeit täglich zu sich zu nehmen. Wer Sport treibt und viel schwitzt, hat natürlich einen höheren Bedarf.

Wenn uns das Wasser sprichwörtlich aus allen Poren rinnt, verlieren wir gleichzeitig auch sehr viele so genannte Elektrolyte, Nährsalze, in der intrazellulären und extrazellulären Flüssigkeit. Es kann sein, dass wir nach einer Jogging-Tour völlig erschöpft heimkommen, weil unser Körper dabei viel Salz verloren hat. Salz ist Natriumchlorid, und ohne Natrium kann Wasser nicht effizient genug aus der extrazellulären Flüssigkeit ins Innere der Zellen wechseln. Die Zellen trocknen dann aus, deshalb nehmen viele Leistungssportler Salztabletten ein. Ein Entgleisen in der ausgewogenen Balance von Kalium zu Natrium im Wasserhaushalt durch Schwitzen kann zu Muskelkrämpfen führen.
Das beste Mittel gegen den Durst ist Wasser. Wenn man viel Sport treibt, kann man aber auch bestimmte, mit Elektrolyten angereicherte Getränke zu sich nehmen. Durch Trinken wird das Blutvolumen gesteigert und der Blutdruck angeregt. Man wird dadurch leistungsfähiger.

Geheimnis Nr. 67

Sportlergetränk selber machen: mit etwas Salz im Orangensaft.

Richtig gehen will gelernt sein

Die meisten Menschen in unserer zivilisierten Welt gehen oder schreiten nicht richtig. Sie haben die Fähigkeit verloren, sich richtig zu bewegen. Die Indios am Amazonas oder die Stämme des Massai-Hochlands sind vielleicht nicht ganz so perfekt im Bedienen eines computergesteuerten Elektroherds, eines aber können wir von ihnen lernen: Wie man richtig geht.
Wenn wir etwas tragen oder schleppen, z. B. Einkaufstüten aus dem Supermarkt über den Parkplatz zu unserem Auto, tun wir dies nicht optimal. Wir verwenden dafür viel zu viel Energie.

Angehörige so genannter primitiver Volksgruppen entwickeln von Kindheit an ein perfektes Zusammenspiel von Muskeln, Sehnen, Gelenken, sie kennen deshalb auch kaum Gelenk- oder Muskelbeschwerden.
Wenn wir eine große Schachtel mit Altpapier zum Container schleppen, vergeuden wir dabei eine Menge an Kalorien. Afrikanische oder asiatische Frauen tragen mit Eleganz kilometerweit 25-Kilo-Körbe oder schwere Wasserkanister auf ihren Köpfen und verschwenden dabei keine einzige Kalorie.
Diese Menschen gehen – ebenso übrigens wie Tiere – in einer natürlichen Vorwärtsbewegung, wobei sie kinetische Energie nutzen, um den Körper voranzubringen. Ihr Gehen wird so zum ständigen flexiblen Gleiten, Bewegungsenergie wird kontinuierlich in den nächsten Schritt mitgenommen, geht somit nicht verloren.
Wir, im Gegensatz dazu, haben einen unterbrochenen Bewegungsablauf beim Gehen.
Es kommt meist zu einem kurzen Stopp, wenn unser Körper seine vertikale Schwerpunktachse erreicht, dadurch geht kinetische Energie verloren. Wir müssen den Körper erneut anschieben, um den nächsten Schritt setzen zu können. Dies führt bei längerem Gehen zu Energieverschwendung und auch zu schnellerer Erschöpfung.
Wir können es aber lernen, aufrecht zu gehen, so dass unser Schwerpunkt beim Auftreten in der vertikalen Achse liegt. Wir brauchen danach keine Extramuskelarbeit, um den Körper in den nächsten Schritt zu schieben. Es funktioniert fast ganz von allein. Man geht, indem man unmerklich vorschnellt, die Knie leicht gebogen.

Schwimmen ist eine ausgezeichnete Übung, um eine perfekte Körperhaltung beim Gehen zu entwickeln. Auch Quer-durch-den-Wald-Laufen, weil man dabei mit Konzentration über Wurzelstrünke springen muss und zu natürlichen Bewegungsabläufen zurückfindet.

Geheimnis Nr. 68

Das Gehen von den Massai lernen.

Der beste Muskelsport ist Laufen

Das Natürlichste ist immer das auch Beste. Deshalb ist Laufen verständlicherweise viel gesünder und nützlicher für Muskeln, Sehnen, Knochen und Gelenke als Sportarten wie Tennis, Mountainbike-Fahren oder Gewichtheben. Unserem Körper sind ohnehin diejenigen Sportarten am liebsten, für deren Ausüben man keinerlei Gerät braucht.

Joggen trainiert nicht nur die Laufmuskeln, sondern gleichzeitig alle anderen Muskeln im Körper. Außerdem verletzt man sich beim Laufen nicht oder kaum, wo andere Sportarten ständig entsprechende Risiken bergen. Trotzdem sollte man natürlich auch beim Laufen auf bestimmte Dinge achten.

Vor dem Joggen die Muskeln durch Aufwärmübungen lockern und stets in den richtigen Laufschuhen laufen

Am Besten ist es, auf weichem Boden zu laufen, nicht auf Beton oder Asphalt. Bevor man loslegt, sollte man sich warm machen, für eine gute Durchblutung sorgen, am Besten erst mal eine Strecke ganz normal aktiv gehen, ehe man in den Trab verfällt. Auch nach der Jogging-Tour sollte man noch ein paar abschließende Stretching-Übungen machen.

Am besten joggt man mit Laufschuhen, die eine gut gepolsterte Sohle haben. Beim Laufen über mehrere Kilometer treffen unsere Füße oft auf dem Boden auf, deshalb sollten sie entsprechend geschützt werden. Ideal ist es, bei Kälte, Frost, Regen oder Schnee zu laufen, weil Kälte den Blutfluss ankurbelt und die Muskeln mit mehr Sauerstoff angereichert werden. Im Sommer, bei erhöhten Ozonwerten, dagegen ist es besser, sich zurückzuhalten und besonders bei Herz- und Kreislaufproblemen lieber auf den Dauerlauf zu verzichten.

Je mehr und je länger man läuft, desto mehr entwickelt der Organismus die Fähigkeit, Opiat-Peptide herzustellen, wie z. B. Beta-Endorphin. Dies sind natürliche Morphine, sie heften sich an dieselben Zellrezeptoren wie Kokain, Heroin oder andere Rauschmittel. Wenn wir über längere Strecken laufen, steigen die Blutkonzentrationen an Beta-Endorphin aus niedrigen Basalwerten steil an und wirken euphorisierend. Viele Marathon- und Langstreckenläufer wollen diese Erfahrung nicht mehr missen. Laufen kann regelrecht süchtig machen.

Geheimnis Nr. 69

Unglücklich oder unzufrieden? Laufen ist die beste Medizin.

Schwimmen ist die zweitbeste Sportart

Dafür braucht man nämlich auch keinerlei Gerät – außer dem natürlich sauberen Gewässer oder einem Schwimmbecken. Schwimmen mag für unseren Körper vielleicht deshalb so überaus gesund sein, weil wir Menschen ja auch – wie alle Lebewesen – von Einzellern abstammen, die sich zu Beginn der Evolution im Wasser der Ozeane entwickelten. Dies ist freilich lange her. Inzwischen haben menschliche Wesen keine Flossen oder Kiemen mehr, Genforscher entdecken aber auch in uns immer noch Zellrudimente, die an unsere Vergangenheit im Wasser erinnern.

Stöhnen Sie über die Sommerhitze, dann fahren Sie – am besten mit dem Fahrrad – in den langen Abenden noch schnell baden – vielleicht mit einem Picknickkorb für das Familienabendbrot.

Wasser ist deshalb ideales Sportmedium, weil es gut trägt, Muskeln, Knochen, Gelenke wirklich überhaupt nicht belastet.
Schwimmen kräftigt die Arm- und Beinmuskeln gleichmäßig. Es bläst nicht den Oberarmbizeps auf und vernachlässigt andere Muskeln, wie dies andere, einseitige Sportarten tun. Schwimmen vermittelt deshalb einen harmonischen körperlichen Gesamteindruck. Es verändert uns nicht, perfektioniert den Menschen in uns, der wir wirklich sind. Ganz im Gegensatz zu Bodybuilding-Fans und Muskelprotzen, die sich durch ihren Sport selbst verändern.
Schwimmen kräftigt vor allem die Nacken und Bauchmuskeln, ist der optimale Sport für Übergewichtige, weil Wasser, speziell Salz-

Haben Sie Gewichtsprobleme? Dann ist Schwimmen der ideale Einstiegssport.

wasser, so perfekt trägt. Sie werden vom Wasser besonders gut getragen, weil Körperfett leichter als Wasser ist. Andere Sportarten belasten dagegen ihren Knochenbau oft noch zusätzlich. Wenn man Schwimmen als Sportart auswählt, sollte man mit kurzen Distanzen beginnen, nicht allein auf Flüsse oder Seen hinausschwimmen, sich stets nahe am Ufer halten. Direkt nach einer deftigen Mahlzeit oder nach dem Genuss von Alkohol oder der Einnahme von Medikamenten möglichst gar nicht ins Wasser gehen, auf keinen Fall aber kopfüber hineinspringen.

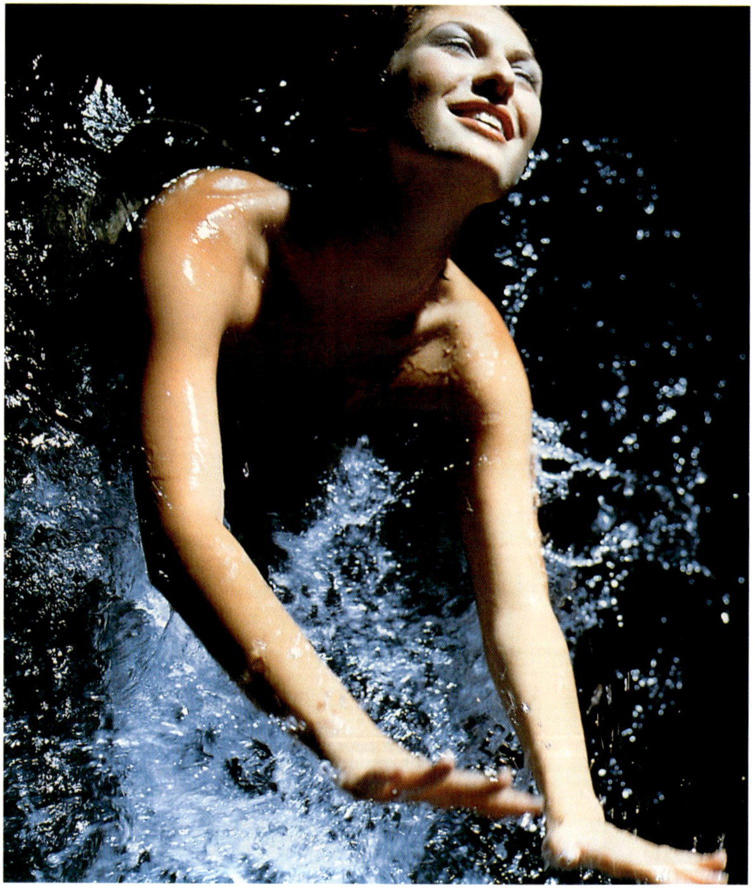

Geheimnis Nr. 70

Schwimmen macht alle Muskeln glücklich, kann zum schönsten Hobby werden.

In 30 Tagen vom Helden des Fernsehsessels zum muskelstarken Sieger

- Dystrophin-Gene füttern – die lassen nämlich Muskeln wachsen.
- Den Organismus beim Sport mit mehr Sauerstoff versorgen. Dies bringt bessere Trainingserfolge.
- Vor dem Beginn des Trainingsprogramms einen gesunden Frucht-Snack essen, z. B. einen Müsli-Riegel aus dem Reformhaus oder dem Naturkostladen.
- Junk-Food und Billigkost verärgern die Stringent Factors, die kleinen muskelbildenden Heinzelmännchen in Zellen.
- Muskeln aufbauen verlangt nach Kalorien. Deshalb niemals eine Abmagerungskur mit einem Fitnessprogramm kombinieren.
- Auch Wasser ist ein wichtiger Nährstoff – ganz besonders für Sportfans.
- Aufrecht und richtig gehen lernen, Schluss mit schlampiger, energievergeudender Bewegungsweise.
- Laufen ist die beste Droge, versorgt mit Opiaten und kann auf tolle Weise süchtig machen.
- Einmal in der Woche schwimmen gehen. Dies verschafft ein größeres Lungenvolumen, dadurch mehr Sauerstoff auch bei anderen Sportarten. Den schönsten Körperbau bekommt man durch häufiges Schwimmen.

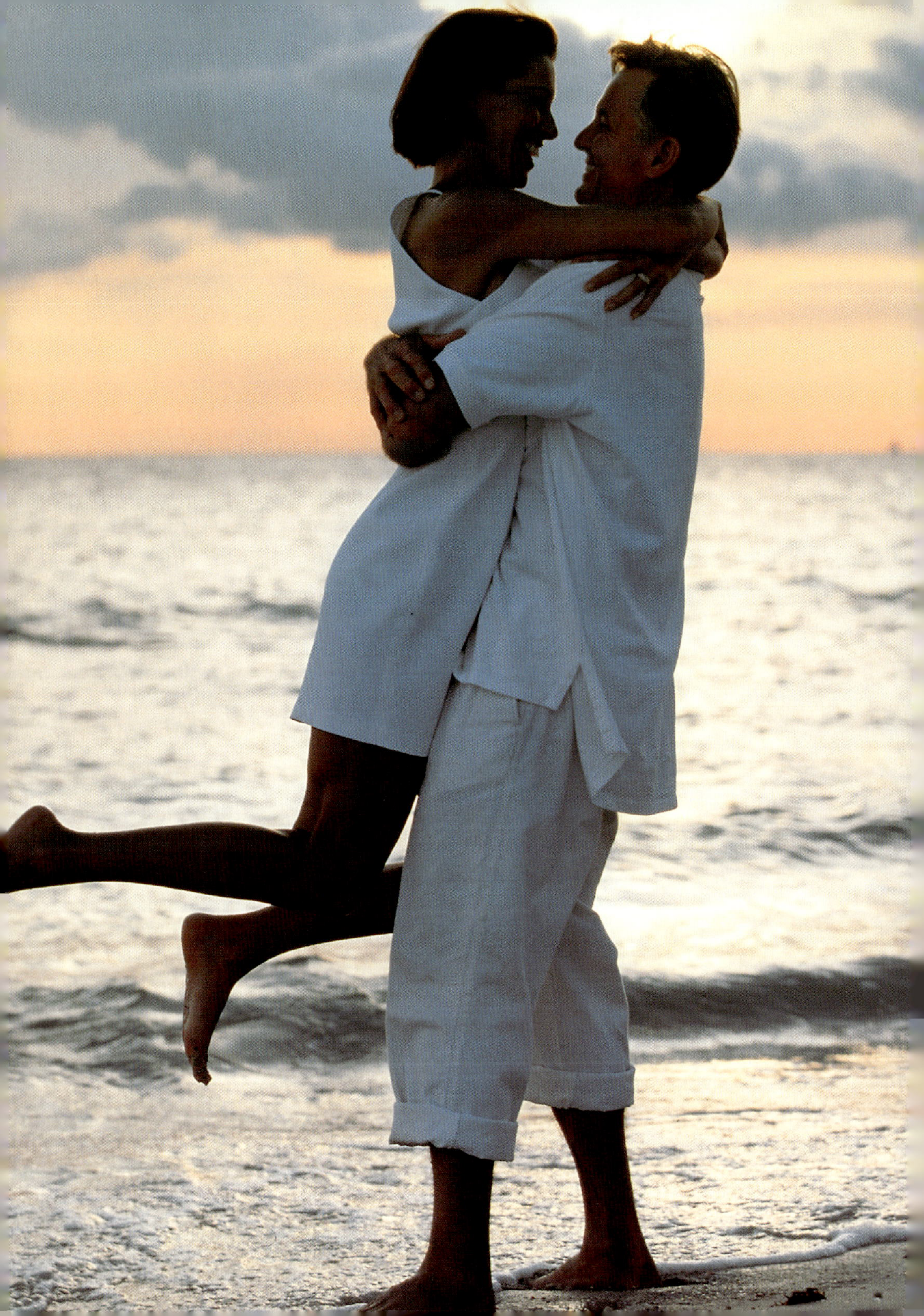

In 30 Tagen Jugend wiedergewinnen – eine wundervoll aufregende Erfahrung

Das Altern hat nur wenig mit dem Wandkalender zu tun

Die Natur kennt keinen Wandkalender, keine Küchenuhr, keinen Minutenzeiger. Für die Natur bedeutet Zeit etwas völlig anderes als für uns. Ein paar Milliarden Jahre – für die Natur ein Klacks. Ebenso ist die Lebensspanne von Freien Sauerstoffradikalen, fünfbillionstel Sekunden, nichts Ungewöhnliches.

Die Zeit als ein mathematischer Begriff ist eine Erfindung von uns Menschen. Wir zählen Sonnenaufgänge und Mondphasen, Tage und Nächte, fügen Zahlen und Zahlen aneinander. Das hat uns zu mancherlei befähigt, aber oft genug zu verhängnisvollen Irrtümern geführt. Die kleinen Baumfrösche oder wundervollen Orchideen im Tropendschungel leben völlig frei von dem Zwang eines tickenden Sekundenzeigers auf dem Zifferblatt der Armbanduhr. Trotzdem ist ihre Existenz durchaus zeitlich strukturiert, sie folgt dem Wechsel von Tag und Nacht, von Perioden mit erhöhter und solchen mit gedrosselter biologischer Aktivität, es gibt einen Anfang, wenn ein Samenkorn auskeimt oder ein Ei befruchtet wird, und es gibt auch immer ein Ende, den Tod. Ein Leben ganz ohne Uhr können sich wohl die meisten Menschen nicht mehr vorstellen. Dabei ist es eigentlich erst knapp zweihundert Jahre her, dass für die Mehrzahl der Menschen nur eine verlässliche Zeitangabe verfügbar war: der Stand der Sonne am Himmel und der Wechsel von Tag und Nacht. Kalender, die auf astromonischen Beobachtungen beruhten, gab es zwar schon vor vielen tausend Jahren, aber das alles war immer eine Angele-

Es hat bis zur Mitte des 18. Jahrhunderts gedauert, dass man in der Lage war, wirklich zuverlässige Uhren zu konstruieren, die beispielsweise die exakte Bestimmung der geographischen Länge ermöglichen.

genheit der Priester und Gelehrten. Die meisten Leute verließen sich darauf, dass diese ihnen sagten, wann Neujahr oder Erntedank zu feiern war. In unserem modernen Zeitalter dagegen sind die Uhren allgegenwärtig, und es würde uns wohl sehr schwer fallen, ohne sie auszukommen. Doch es kann etwas absolut Großartiges sein, sich ab und zu einmal aus dem Reich der unerbittlich tickenden Zeiger davonzustehlen. Viele Menschen haben diese Erfahrung gemacht, auf einem Segeltörn über Ozeane, in einer einsamen Berghütte oder an einem beliebigen Ort, der es ihnen gestattete, die Armbanduhr eine Weile wegzuschließen. Nicht selten bedeutete dies eine Chance, den ursprünglichen Rhythmus unseres Körpers wieder zu entdecken, den wir häufig genug angesichts unserer zeitlichen Zwänge sträflich missachten.

Unter dem Druck der Kirchturmuhr, der Autouhr oder irgendwelcher anderer Zeitgeber zu leben bedeutet Stress, das Leben rast schneller dahin, der Körper altert rascher.

Die Natur kümmert sich lediglich darum, ob Körperzellen welk, angegriffen und krank sind – oder gesund, jung und gut genährt. Im letzteren Fall ist es fast so, als ließe sie die Zeit stillstehen. Nun, fast so, denn die Teilungsfähigkeit der Zellen ist biologisch begrenzt. Im Idealfall kann ein Mensch heute ungefähr 110 Jahre leben, sagen die Wissenschaftler. Gemessen selbst an der hohen durchschnittlichen Lebenserwartung in Mitteleuropa, bleibt da noch einiger Spielraum. Wenn wir kranke, vorzeitig gealterte Körperzellen regenerieren, ist es nicht anders, als wenn wir den Zeiger unserer Altersuhr rückwärts drehten, um Wochen, Monate, Jahre.

Zell- und Genforscher haben jetzt, zum Beginn des neuen Jahrtausends, der Natur einige ihrer Geheimnisse abgeguckt. Überraschenderweise haben sie festgestellt, dass es eigentlich gar nicht schwierig ist, Altersprozesse zu stoppen oder gar jünger zu werden. Mit neuen Erkenntnissen haben sie uns einen goldenen Schlüssel geschenkt. Mit seiner Hilfe können wir unsere biologische Altersuhr vielleicht auf die eine oder andere Weise beeinflussen.

Geheimnis Nr. 71

Die Natur verrät uns, wie wir jünger werden können.

Homozystein macht uns älter als wir sind

Diese Substanz wird in unserem Körper gebildet, sie versucht uns älter zu machen, unsere biologische Altersuhr voranzutreiben. Unser Zellstoffwechsel kämpft gegen diese Moleküle an. Ob wir diesen ständigen Kampf gewinnen oder verlieren, entscheidet darüber, ob wir altern oder nicht.

Ewiges Leben gibt es nicht – aber wir können unsere Altersuhr durchaus ein ganzes Stück rückwärts drehen.

Homozystein ist – neben den Freien Radikalen – die zweite »Geheimwaffe«, das zweite Instrument, mit dessen Hilfe die Natur unseren Altersprozess steuern kann. Je höher unsere Blutkonzentrationen an Homozystein sind, desto größer ist das Risiko mentaler und körperlicher Alterserscheinungen. Die folgenden Kapitel erläutern diese brandaktuellen Erkenntnisse der Zell- und Genforscher, geben Tipps, wie man das biologische Altern stoppt oder gar rückgängig macht.

In unserem Körper gibt es 20 verschiedene Eiweißbausteine, die Aminosäuren. Acht davon sind essenziell, das heißt, wir müssen sie unbedingt mit unserer täglichen Nahrung aufnehmen, können sie also nicht selbst herstellen. Eine dieser essenziellen Aminosäuren ist Methionin, sie spielt für unsere innere biologische Altersuhr die alles entscheidende Rolle.

Wenn wir eine Mahlzeit einnehmen, wird ein Teil des »guten« Methionin erst einmal in das »schlechte« Homozystein umgewandelt, das schädlich ist und alt macht. Wichtig ist es, Homozystein im eigenen Stoffwechsel wieder in Methionin zurückzuverwandeln. Je mehr Homozystein verbleibt, je höher die entsprechenden Blutwerte sind, desto gefährlicher und bedrohlicher zirkuliert diese Substanz in unseren Blutgefäßen. Wenn die Homozysteinwerte im Blut auf Dauer krankhaft erhöht bleiben, kann diese Substanz die Zellen schädigen und so unseren Alterungsprozess beschleunigen.

Geheimnis Nr. 72

Homozystein ist der tückische, unsichtbare Altersfaktor.

Warum das »gute« Methionin so wichtig für unsere Gesundheit ist

Die Wissenschaftler erklären uns dies so: In all unseren Körperzellen arbeiten zwischen 10 000 und 200 000 Ribosomen (Eiweißfabriken) an der Produktion von lebensspendenden Zellproteinen. Manche dieser Protein-Moleküle bestehen aus nur zehn oder noch weniger Aminosäuren, andere wiederum aus Tausenden oder gar Zehntausenden. Durchschnittlich dauert es etwa 45 Sekunden, bis ein solches Eiweißmolekül synthetisiert ist. Man kann also ausrechnen, wie viel Proteine ein Mensch pro Tag herstellt. Es sind Trillionen und Abertrillionen.

An der Spitze aller Eiweißmoleküle, die unablässig produziert werden, steht die Aminosäure Methionin, vergleichbar mit der Lokomotive, die vor einen langen Zug gespannt ist.

Wenn ein solches Eiweißmolekül fertig produziert ist, wird das Methionin-Molekül an seiner Spitze meist abgetrennt. Es kann dann erneut als Start-Kodon verwendet werden, oder es wird als »normaler« Eiweißbaustein in irgendein Protein-Molekül integriert. Auf jeden Fall können unsere Körperzellen nur dann ausreichend Proteine synthetisieren, wenn auch ausreichend Methionin

zur Verfügung steht – Methionin, das vorwiegend aus Homozystein zurücksynthetisiert wird.
Wenn Methionin fehlt, wird der Zellstoffwechsel entsprechend gedrosselt oder bricht im schlimmsten Falle zusammen. Die Ribosomen werden abgebaut, ihre Gesamtzahl schrumpft, während gleichzeitig die Konzentrationen an dem schädlichen, zellfeindlichen Homozystein im Blut zunehmen.
Auf diese Weise behält sich die Natur den Zugriff auf unsere Lebensfähigkeit vor. Sie kontrolliert Leben und Jugendlichkeit, mit einem ganz simplen Mechanismus, der Umwandlung von Homozystein in Methionin. Ausreichend Methionin ist Voraussetzung für mentale und körperliche Gesundheit, Überkonzentrationen von Homozystein bedeuten kranke Zellen, Alterserscheinungen im ganzen Körper. Bitte lesen Sie in den nächsten Kapiteln, was man tun kann, um Homozystein-Konzentrationen abzubauen und den Zellen mehr Methionin zur Verfügung zu stellen.

Proteine spielen bei Altersprozessen eine erhebliche Rolle. Sie sind wie Perlenketten, bestehend aus 20 verschiedenen Aminosäuren. Die erste Perle an jeder dieser Molekülketten ist ein Methionin-Molekül. Genforscher nennen dies das Start-Kodon.

Geheimnis Nr. 73

Viel Methionin und weniger Homozystein machen jung und gesund.

Wie man für viel vitalisierendes Methionin sorgt

Um Homozystein zu Methionin umzuwandeln, werden drei B-Vitamine gebraucht: B_6, B_{12} und Folsäure. Menschen mit so genannter Hyperhomozysteinämie (zu viel Homozystein im Blut) haben meistens signifikant erniedrigte Blut- und Gewebskonzentrationen an diesen drei Leben spendenden Vitaminen. B_6, B_{12} und Folsäure werden für die Synthese von Methionin-produzierenden Enzymen benötigt. Wissenschaftler erläutern uns dies so: Diese Enzyme bauen eine Methyl-Gruppe (ein Molekülteilchen, che misch: CH_3) in Methionin ein bzw. stellen es auf diese Weise wieder her. Diese Enzyme katalysieren übrigens auch in Bakterien diesen letzten Stoffwechselschritt zur Produktion von Methionin. Nach Milliarden Jahren der Evolution auf Erden haben wir also noch viel mit den niedrigsten Lebewesen gemeinsam.

Die Vitamine B_6, B_{12} und Folsäure sind harmlos und hilfreich, wasserlöslich, ein Überschuss kann sich also nicht toxisch (giftig) anreichern, sondern wird mit dem Harn ausgeschwemmt. Nur extrem hohe Gaben sollten vermieden werden, da diese, über längere Zeit hinweg eingenommen, unserem Organismus schaden können. Die Gefahr besteht natürlich weder dann, wenn man seinen Bedarf aus einer ausgewogenen und gesunden Ernährung deckt, noch bei der Einnahme von Nahrungsergänzungspräparaten, sofern man sich an die Vorgaben des Beipackzettels hält.

Vitamin B_6 (Pyridoxin) ist besonders reich in Leber, Leberwurst, Soja- oder Tofu-Produkten, Nüssen, Samen, Kernen, Kaltwasser-

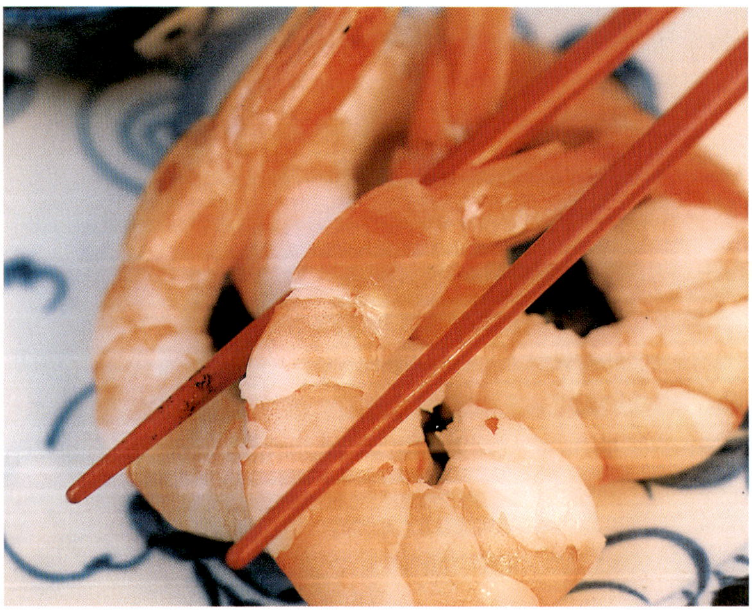

fisch, Krabben, Muskelfleisch, Geflügel, Bananen (ein ausgezeichneter B_6-Snack!), Spinat, Vollkornprodukten und Avocado enthalten. Ein Vollkornmüsli zum Frühstück liefert schon morgens einen tollen B_6-Schub ins Gewebe. Ausgezeichnete Nahrungsergänzung: Bierhefe und Melasse.

Vitamin B_{12} (Cobalamain) ist der zweite unersetzliche Stoff für die Synthese des Jungmachers Methionin, enthalten z. B. in Leber, Leberwurst, Fisch, Austern, Krabben, Eigelb, Fleisch und Geflügel. Das Vitamin ist ausschließlich in tierischer Kost enthalten, Vegetarier können sich ihren Bedarf aber über den Verzehr von Milch, Joghurt, Algenprodukten oder Sauerkraut sichern. Auch bestimmte Bakterien in den tieferen Abschnitten unseres Darms produzieren Vitamin B_{12}, doch können wir es dort nicht resorbieren, weil dazu eine chemische Verbindung, »Intrinsic Factor« genannt, benötigt wird, die nur im Magen vorkommt.

In Indien und anderen Ländern siedeln sich winzige, B_{12}-spendende Insekten im Getreidekeimling an. Dies erklärt auch, wie sich Völker oder Volksstämme, die sich fast oder überhaupt ausschließlich von pflanzlicher Kost ernähren, trotzdem mit ausreichend B_{12} versorgen. Bei uns hingegen wird das Korn mit Insektiziden und anderen Giftstoffen besprüht, wir können also unseren Vitamin-B_{12}-Bedarf nicht mehr aus den winzigen Lebewesen im Getreide beziehen. Von dem Vitamin braucht ein Mensch pro Tag nur zwei, drei oder vier Mikrogramm, in seinem ganzen Leben nicht mehr als ein Linsenkorn wiegt.

Erwachsene verfügen über einen gewissen Vitamin B_{12}-Vorrat in der Leber, so dass sich Mangelerscheinungen durch streng vegetarische Ernährung erst nach drei bis fünf Jahren bemerkbar machen können.

Folsäure, das dritte wichtige Vitamin im Bunde, ist reich in Leber, Leberwurst, grünem Blattsalat, Grüngemüse wie Brokkoli, Spinat, Lauch und Mangold, in Blumen- und Rosenkohl, Linsen, Spargel, Soja, Vollkornprodukten und Eigelb enthalten.

Empfehlenswert ist auch, in der Apotheke ein Vitamin-B-Kombipräparat zu kaufen und 30 Tage lang nach Beipackzettel einzunehmen. Man muss aber darauf achten, dass es auch B_6, B_{12} und

Folsäure enthält. B-Vitamine wirken im Stoffwechsel stets gemeinsam zusammen, wie eine tüchtige Familie. Deshalb sollte man kein Monopräparat kaufen, also z. B. Vitamin B_{12} allein. Vitamin B_{12} ist ohne B_6 nur die Hälfte wert und umgekehrt.

Geheimnis Nr. 74

B_6, B_{12} und Folsäure können jung, gesund und glücklich machen.

Vorsicht, Freie Radikale!

Neben Homozystein sind es Freie Radikale, welche Lebensdauer und Funktionstüchtigkeit unserer Zellen beeinträchtigen können. Wie sie wirken, haben wir ja schon unter Geheimnis Nr. 7 gesehen.

Wenn Zellen jedoch durch Immunsubstanzen geschützt sind, können Freie Radikale keinen Schaden anrichten. Sie haben dann auch keinerlei Veranlassung, ihrem zerstörerischen Auftrag nachzugehen. Was immer gesund und immungeschützt ist, lassen sie unangetastet.

Sie wenden sich lediglich aggressiv gegen alles Kranke, Schwächliche. Und dann werden Freie Radikale neben Homozystein zu Substanzen, die alt machen und uns Jahre stehlen. Wenn Körperzellen schlecht genährt sind, sind sie den Radikalen wehrlos ausgeliefert. Weil Stress den Zellen Nährstoffe raubt und sie zusätzlich schwächt, müssen wir auch vermehrt für stressfreie Phasen im Alltag sorgen – wenn wir möglichst lange jung bleiben oder unsere biologische Altersuhr sogar wieder zurückdrehen wollen.

Geheimnis Nr. 75

Jung bleiben heißt: den Freien Radikalen keine Chance geben.

Wie man sich gegen Freie Radikale schützt

So genannte Antioxidanzien panzern unsere Zellen gegen diese aggressiven Substanzen. Je besser wir unser Gewebe damit schützen, desto länger bleiben wir jung. Wir können sogar unsere biologische Altersuhr zurückdrehen, den Freien Radikalen also gewissermaßen die Anzahl der Jahre wieder abnehmen, die sie uns vorher gestohlen haben.

Das Immunsystem ist eine Einheit und wirkt als solche gegen alle Krankheitserreger, gegen Bakterien, Viren, Pilze und Parasiten ebenso wie gegen Freie Radikale. Zudem haben die Radikale ganz spezielle Feinde in unserem Organismus. Es sind die drei Vitamine A, C und E sowie ein Spurenelement als Kernstück eines lebensnotwendigen Immunmoleküls: Glutathion-Peroxidase.

Um jung zu bleiben müssen wir unser Immunsystem schützen.

Vitamin A, bzw. der unmittelbare Stoffwechselvorläufer, die Karotene, schützt insbesondere unsere Schleimhäute, die stets besonders gefährdet sind, weil sie am meisten mit Mikroben oder Schad- und Giftstoffen in Berührung kommen. Vitamin A schützt Zellproteine und -lipide, außerdem auch Nukleinsäuren im Zell-

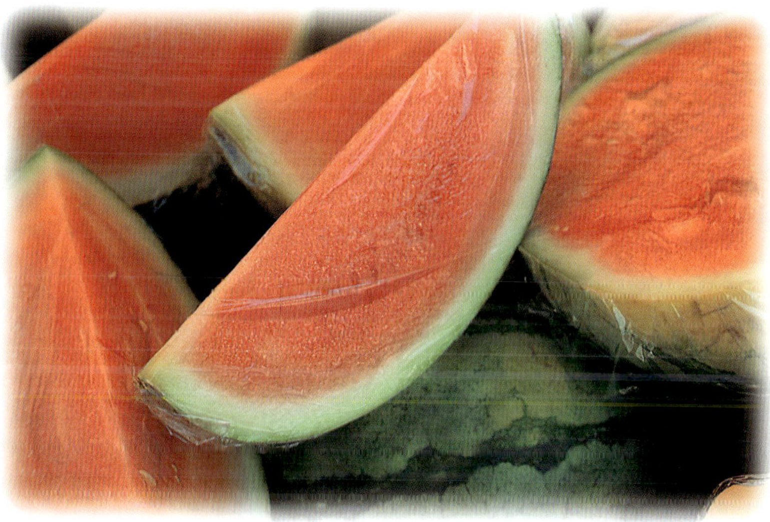

Achtung: Vitamin A kann nur gemeinsam mit Fett vom Körper verwertet werden, geben Sie also ein paar Tropfen Öl in Ihren Karottensalat.

kern, in denen unsere Erbanlagen, die Gene, eingebettet sind. Die Gene sind meistgeliebter Angriffspunkt Freier Radikaler, deshalb entwickeln sich die meisten Befindlichkeitsstörungen, Beschwerden und Krankheiten auch aus beschädigten Genen heraus, wenn z. B. Freie Radikale so genannte Mutationen auslösen. Reich an Karotenen bzw. Vitamin A sind Leber sowie alle grünen, gelben und roten Obst- und Gemüsearten, z. B. Aprikosen, Kürbis, Pfirsich, Avocado, Beeren, Melonen, Brokkoli, Spinat, Tomaten, Karotten und Paprika.

Vitamin C ist ein mächtiges Anti-Oxidanzium in allen wässrigen Zellteilen bzw. in Körperflüssigkeiten wie Blut, Lymphe oder extrazelluläre Flüssigkeit, in die die Körperzellen eingebettet sind. Vitamin C baut auch Vitamin-E-Moleküle wieder auf, die im Abwehrkampf gegen Freie Radikale zerstört oder neutralisiert worden sind. Viel Vitamin C ist in allen frischen Früchten und in Gemüse enthalten. Vitamin E ist vorwiegend für den Immunschutz von Fettsubstanzen in unserem Körper da. Speziell schützt es die öligfeuchten Zellmembranen oder auch die feinen Schutzhäutchen um den Zellkern im Innern unserer Zellen. Fettstoffe, wie z. B. auch Cholesterin, sind enorm anfällig gegen Freie Radikale und oxidieren schnell.

Wir erkennen das daran, dass Butter schnell ranzig wird und eine gelblich-bräunliche Färbung annimmt, wenn wir sie offen auf dem Küchentisch liegen lassen. Äußerst verletzlich sind die kostbarsten Fettsäuren, die einfach oder mehrfach ungesättigten in Pflanzen, z. B. im Pflanzenöl. Pflanzenöl ist deshalb sehr reich an Vitamin E, weil Pflanzen ihre Lipidstoffe selbst mit dem Vitamin vor Freien Radikalen schützen. Auf keinen Fall aber sollte man mit Pflanzenöl braten, dann entstehen erst recht gesundheitsschädliche Freie Radikale, in geradezu explosiver Entwicklung. Reich an Vitamin E sind auch Avocados sowie alle Nüsse, Samen und Kerne.

Selen ist das vierte Anti-Oxidanzium. Als Teil eines Immunenzyms neutralisiert es vor allem Sauerstoff-Radikale, die zu den aggressivsten Substanzen in unserem Körper zählen. Reich an Selen sind Vollkornprodukte, Naturreis, Pilze, Spargel, Knoblauch, Eigelb, Käse, Fisch, Fleisch und Leber.

Geheimnis Nr. 76

Jung bleiben – oder es wieder werden – mit Anti-Oxidanzien.

Nukleotide – Bausteine der Jugend

Unsere Erbanlagen sind in Nukleinsäuren eingebaut. Die wiederum stecken im Zellkern und werden aus Nukleotiden zusammengesetzt und fügen sich zu dem Fadenmolekül der Nukleinsäuren, der so genannten DNS (Desoxyribonukleinsäure) zusammen. Die Gene sind nichts weiter als einzelne Abschnitte darauf. So lange unsere DNS gut behütet ist, sorgt sie für einen flotten Zellstoffwechsel.

Wenn sie ungeschützt und beschädigt ist, kann sie unser genetisches Programm nicht hundertprozentig exakt ausprägen. Die Folge davon können schwere Krankheiten sein, auch Haarausfall, Übergewicht, Müdigkeit oder irgendeine andere Befindlichkeitsstörung.

Entscheidend dabei sind Mutationen oder Punkt-Mutationen in Genen, die dadurch – oft nur äußerst minimal – verändert werden. Sie werden aber niemals zum Guten verändert, sondern eine Mutation wirkt sich immer negativ aus. Auch Krebs, die vielleicht schwerste aller Krankheiten, hat ihren Ursprung meist in Mutationen.

Dabei wacht ein hochkompliziertes Reparatursystem über alle DNS-Moleküle. Spezielle Enzyme, so genannte Nukleasen, erkennen innerhalb von Zehntelsekunden Stellen, an denen Gene

Unsere DNS ist ständig bedroht, durch UV-Bestrahlung, Genussgifte wie Alkohol, Zigaretten, Kaffee, durch Medikamente, ungesunde Ernährung, Schlafdefizite, Bewegungsmangel, Stress – kurz gesagt durch all unsere zivilisatorischen Unsitten.

beschädigt sind. Sie benachrichtigen dann zusätzlich Reparaturenzyme, welche die beschädigte Gen-Region dann herausschneiden und ersetzen. Die Reparaturenzyme entstehen aus oder mit Hilfe von Nährstoffen wie Vitaminen, Mineralstoffen usw. Aber auch der Rohstoff der Nukleotide muss in ausreichenden Konzentrationen im Blut vorhanden sein, damit defekte Gen-Passagen schnell ausgewechselt werden können. Reich an Nukleotiden sind alle natürlichen und jungen Lebensmittel: Salat- und Gemüseblätter, Nüsse, Samen, Kerne, Keime, Kastanien, Sprossen, Bohnen, Linsen, Erbsen sowie Eier und Kaviar.

Geheimnis Nr. 77

Junge Lebensmittel halten uns jung.

Gedächtnisschwäche: Wenn das Gehirn zu rasch altert

Obwohl unser Gehirn – im Vergleich zur gesamten Körpermasse – relativ klein ist, beansprucht es doch rund 25 Prozent aller Nährstoffe. Dies beweist die enorme Kapazität und Leistungsfähigkeit des Gehirns und seinen hohen Anteil am gesamten Zellstoffwechsel in unserem Organismus.

Wir wissen seit langer Zeit, dass schon Neugeborene ihre Umwelt erstaunlich bewusst wahrnehmen. Mehr noch: gerade in diesem Lebensabschnitt entwickelt sich das Gehirn mit Atem beraubender Geschwindigkeit.

Auch wenn man es einem so winzigen Wesen kaum zutraut – schon im ersten Vierteljahr ist ein Baby ununterbrochen mit dem Lernen beschäftigt. Und je mehr Zuwendung, Liebe und Förderung ein so kleines Kind erfährt, umso besser kann sein Gehirn wachsen. Kinder, die in diesem Alter vernachlässigt oder lieblos behandelt werden, können, wenn sich ihr Umfeld ändert, den

Rückstand in ihrer geistigen Entwicklung auch noch später aufholen. Doch je älter sie werden, umso schwieriger und mühsamer wird es.
Aber auch Erwachsene müssen ihr Gehirn ständig trainieren. Wenn dies nicht der Fall ist, passt es sich an Lebensbedingungen an, die offensichtlich weniger Intelligenz erfordern.
Die Dendriten sterben ab, und die Kapazität des Gehirns schrumpft. Wenn Dendriten – jene Verzweigungen zwischen den Nervenzellen – absterben, werden sie abgestoßen, von Enzymen zerschnitten, und ihre Überreste bilden dann Plaques, Ablagerungen aus totem Eiweißmüll, ranzigem Cholesterin, Kohlenhydratanteilen und anderen Substanzen. Derartige Ansammlungen von nutzlosem Zellmüll im Gehirn erhöhen im Alter das Risiko, an einer Demenz zu erkranken, einem bedrohlichen Abbau von Hirnmasse wie z. B. bei der Alzheimer-Krankheit. Deshalb ist es sehr wichtig, das Gehirn zu beschäftigen, damit seine Leistungsfähigkeit erhalten bleibt.

Mit dem Lernen fängt man lange vor der Schule an und aufhören kann man eigentlich niemals

Möglichkeiten; wie man das Gehirn trainieren kann:

- **Kreuzworträtsel, Denkaufgaben oder Rätsel lösen.**
- **Schach spielen bzw. andere Spiele, die viel Konzentration und strategisches Denken erfordern.**
- **Zahlen im Kopf auswendig multiplizieren.**
- **Texte und Gedichte auswendig lernen.**
- **Telefonnummern im Kopf behalten, anstatt sie per Speicher abzurufen.**
- **Zudem enthält Soja-Lezithin, zu finden im Reformhaus, den wichtigsten Rohstoff für den Neuaufbau von Hirngewebe und damit für mehr Konzentrationsfähigkeit: Phosphatidyl--Cholin. Das Gehirn macht daraus Acetylcholin, einen Neurotransmitter (Nervenreizstoff), der das Wachstum von Dendriten neu anregt.**

Geheimnis Nr. 78

Das Gehirn kann tatsächlich jünger werden. Wir müssen ihm dabei helfen.

Jugend aus der Sonne tanken

Erinnern Sie sich, was wir in den vorherigen Kapiteln über die Sonne gesagt haben? Ihre Energie hat des Leben auf unserer Erde erst möglich gemacht.

Wir Menschen brauchen sie nicht nur, um Knochen und Kreislauf in Schuss zu halten, sie hilft uns auch, länger jung und leistungsfähig zu bleiben, sofern wir uns nicht leichtsinnig ihrer ultravioletten Strahlung aussetzen.

Zu Beginn der Evolution war unsere Erde noch ein toter Planet, bestehend aus toten Atomen und Elementen wie Eisen, Nickel, Zink, Kalk, Phosphor, Schwefel usw. Es gab keinerlei organisches Leben, keine lebendigen Moleküle.

Erst unter dem Jahrmillionen langen Einfluss der Sonnenstrahlen, dem ständigen Wechsel von hell und dunkel, Tag und Nacht, regte und bildete sich Leben. Vitamine entwickelten sich, die sich an tote Metallatome hefteten und auf diese Weise springlebendige Coenzyme entstehen ließen, winzige Keimsubstanzen für beginnendes Leben.

Sonne mit Bedacht und vor allem am frühen Vormittag oder späten Nachmittag tanken

Die Photonen der Sonne aktivieren cholesterinhaltige Hautzellen zur Produktion von Vitamin D, das als so genannter Transkriptionsfaktor in Genen im Zellkern Vitalimpulse auslöst. Je mehr Photonen unsere Haut erreichen, desto mehr verjüngendes Vitamin D kann sie produzieren.

Wir dürfen unsere Haut aber nicht überfordern. Wenn UV-Strahlen sengend auftreffen, verursachen sie Verbrennungen und gefährliche Veränderungen in den Hautzellen, die im schlimmsten Falle zu Hautkrebs führen.

Ideal ist die Sommersonne morgens bis in den frühen Vormittag und dann wieder am späten Nachmittag. Es ist die Zeit, in der sich auch Wildtiere instinktiv der Sonne aussetzen. Im Winter hingegen darf man zumindest in unseren Breiten und weit weg vom Meer oder von den Bergen Sonnenstrahlen und Jugend auch am späten Vormittag und frühen Nachmittag aus der Sonne tanken. Die grelle Mittagssonne ist aber zu jeder Jahreszeit hautschädlich. UV-Strahlen dringen übrigens auch durch leichte Kleidung, und sie erreichen unsere Haut auch bei bedecktem Himmel.

Geheimnis Nr. 79

Photonen und Vitamin D sind unsere Verbündeten, wenn es um unsere Jugendlichkeit geht.

Sich neue Ziele setzen

Sich neue Ziele setzen und aktiv bleiben – so verhindert man den sozialen Tod und kann sich ein würdiges Älterwerden sichern.

Ohne Aufgaben, ohne Ziele wird das Leben eintönig und man altert dabei auch rascher. Für ein Gänseblümchen ist es im Frühjahr eine enorme Zielsetzung, der Sonne entgegen zu wachsen. Für einen Maulwurf ist es eine großartige Aufgabe, unterirdische Tunnels zu buddeln. Ganz egal, wohin man in der Natur blickt, alle Pflanzen und Lebewesen sind überaus eifrig damit beschäftigt, Aufgaben zu erfüllen oder sich ihren genetischen Zielen anzunähern.

Das Erstaunliche dabei: Selbst betagte, alte Tiere werden in ihrem fleißigen Bestreben nicht müde, ebenso wenig wie Gräser, Sträucher oder Bäume. Viele ältere Menschen dagegen verbringen Ihre Zeit nur noch mit dem Warten auf den Tod. Sie haben sich im wahrsten Sinne des Wortes zur Ruhe gesetzt. Sie haben keine Aufgaben und Pläne mehr, viele Freunde und Bekannte sind schon gestorben oder sehr gebrechlich. Ihre Familien kümmern sich vielleicht um sie, aber die jüngeren haben oft wenig Zeit und Geduld.

Natürlich gibt es auch andere Beispiele: So hören wir von siebzigjährigen Urgroßmüttern, die wieder zu Uni gehen. Oder von Großvätern, die sich auf einer Weltreisen endlich einen Jugendtraum erfüllen. Und auch in der Gesellschaft wandelt sich langsam die Vorstellung vom Alter.

Wer auch noch nach der Rente Pläne schmiedet und sich Aufgaben sucht, bleibt mit Sicherheit länger jung

Um auch jenseits der Sechzig ein erfülltes Leben führen zu können, sollten wir uns schon frühzeitig nicht nur um unsere Gesundheit kümmern, sondern auch lernen, wie man sich immer wieder im Leben aufs Neue Ziele setzt, Pläne entwirft und verwirklicht.

Ideen oder Pläne und deren Durchführung stimulieren kreative, vitalisierende hormonelle Impulse in unserem Körper, ob es jetzt um den Entwurf für eine neue Küchenzeile geht, um Urlaubsplanung, um eine unternehmerische Aufgabe, um den Umzug in eine andere Region, um ein neues Hobby, das Beschäftigen mit einer neuen Sportart. Sich eine neue Aufgabe zu setzen, kann außerordentlich motivierend und verjüngend wirken.

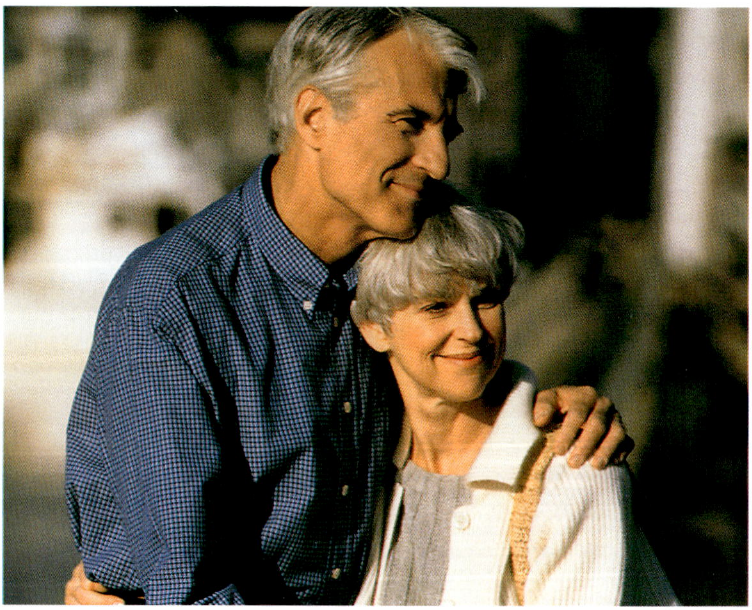

Geheimnis Nr. 80

Eine neue Aufgabe wirkt genetisch verjüngend

Das 30-Tage-Verjüngungsprogramm der Natur

- Nicht mehr so sehr auf den Wandkalender oder die Küchenuhr achten. Die Zeit auch mal vergessen. Nicht ständig unter dem Zwang eines Uhrzeigers leben.
- In Zeiten von Stress ganz bewusst auch Zeit für Entspannung und Muße einplanen.
- Vorsicht: Homozystein macht alt. Mit Hilfe der Vitamine B_6, B_{12} und Folsäure für mehr verjüngendes Methionin sorgen.
- Der Körper braucht Immunschutz gegen Freie Radikale. Durch die Vitamine A, C und E sowie durch das Spurenelement Selen.
- In der Apotheke Anti-Oxidanzien kaufen. Sie können vorzeitig gealterte Gewebe regenerieren und verjüngen.
- Junge Zellkerne brauchen Nukleotide – diese finden sich in allen jungen Pflanzen, Eiern und Kaviar.
- Das Gehirn kann jünger werden, durch Training und gesunde Ernährung.
- Öfter an die Sonne, ihre Strahlen erhalten jung und wirken belebend.
- Zellforscher empfehlen: Wenn man sich alt fühlt, sollte man sich neue Ziele setzen.

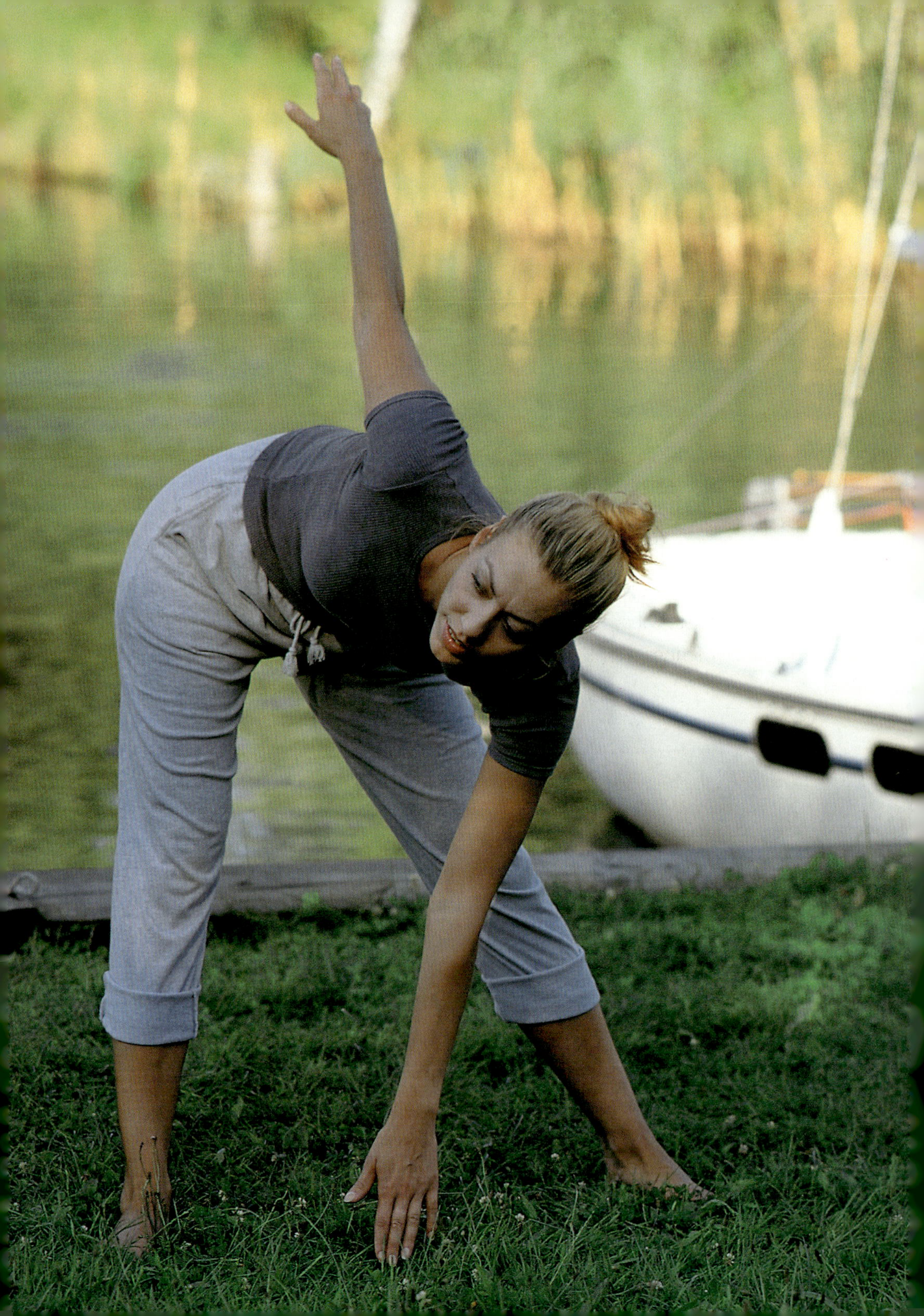

Herz und Kreislauf kräftigen, mehr Dynamik und Vitalität entwickeln

Interessantes über unser Herz

Klein- und Kleinsttiere, wie z. B. Würmer, brauchen kein Herz. Größere Tiere oder auch wir Menschen sind aber auf einen Motor angewiesen, der große Mengen Blut durch unseren Kreislauf pumpt. Nur übers Blut können schließlich unsere Körperzellen mit Nährstoffen versorgt werden, mit Vitaminen, Mineralien, Spurenelementen, Eiweiß, Fettsäuren, Glukose und Wasser. In uns Menschen hat sich das Herz als eine kräftige Maschine entwickelt, der stärkste und aktivste Muskel.

Das Herz eines Mannes wiegt etwa 310 Gramm, das Herz einer Frau etwa 260 Gramm. Es schlägt in jeder Minute bis zu 70-mal, mit jedem Herzschlag presst es rund 70 Milliliter Blut durch den Kreislauf, etwa fünf Liter Blut pro Minute. Unter Stress schlägt das Herz schneller, weil unsere Zellen dann mehr Nährstoffe benötigen. Wenn wir abends ins Bett gehen und das Licht ausschalten, sinkt unser Blutdruck geringfügig ab, wodurch der Wach-Schlaf-Schalter und damit das Einschlafen stimuliert werden.

Stress lässt unser Herz schneller schlagen.

Die linke Herzseite saugt Blut aus den Lungen und presst es in die Arterien, die rechte Herzseite presst das Blut aus den Venen in die Lungen hinein, wo es wieder mit Sauerstoff angereichert wird.

Die Kontrolle über unser Herz hat sich die Natur vorbehalten, wir können den Herzschlag also nicht mit unserem Willen oder über unsere Nerven beeinflussen. Das Herz schlägt völlig unabhängig, stimuliert durch das eigene Muskelgewebe. Wenn ein Embryo im Mutterleib heranwächst, schlägt sein kleines Herz bereits, obwohl sich noch keine einzige Nervenzelle entwickelt hat. Wissenschaft-

ler bezeichnen dies als eines der großen, ungelösten Rätsel der Natur.
Was auch noch rätselhaft ist: Jedes einzelne Herz sorgt für seinen eigenen individuellen Herzschlag bzw. -rhythmus. Bestimmte Zellkolonien im Herzmuskel schlagen dabei unmerklich schneller, geben dadurch anderen Herzzellen über elektrischen Impulse den Schlagrhythmus vor.

Geheimnis Nr. 81

Unser Herzschlag wird durch rätselhafte Kräfte gesteuert.

Unser faszinierender Kreislauf

Jeder von uns hat ungefähr 100 000 Kilometer Blutgefäße in seinem Körper – eigentlich eine unglaubliche Tatsache. Die meisten dieser Adern, die Kapillaren und Arteriolen, sind extrem dünn, sie schließen sich um all unsere Körperzellen. Nährstoffe wie Aminosäuren, Glukose oder Mineralstoffe werden übers Blut transportiert und an die extrazelluläre Flüssigkeit abgegeben, in der die Zellen eingebettet sind. Aus dieser Flüssigkeit werden sie von den Zellen aufgenommen. Die Arterien transportieren das sauerstoffreiche Blut. Sie sind von kräftigem Bindegewebe und Muskeln umpackt, weil sie sich – stimuliert durch bestimmte Faktoren – verengen oder weiten müssen. Dafür sorgen Hormone oder z. B. auch so genannte Barorezeptoren in Gefäßwänden. Diese Rezeptoren registrieren unendlich geringfügige Luftdruckschwankungen. Wenn z. B.

Unser Blutkreislauf

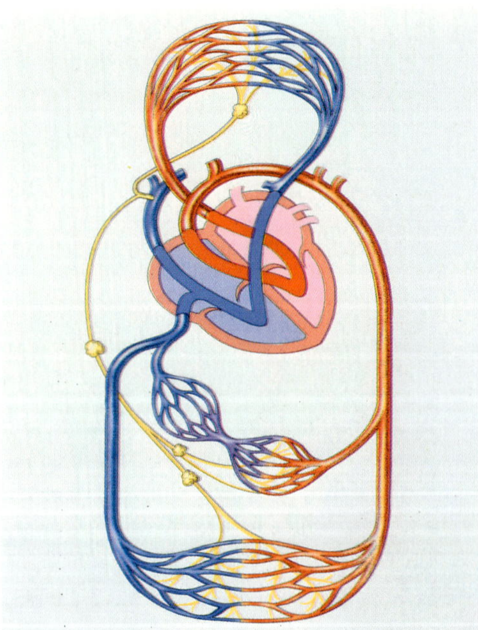

eine Schlechtwetterfront naht, »wissen« Adern dies bereits lange bevor wir den Wetterbericht erfahren. Sie weiten sich dann, und der Blutdruck sinkt geringfügig, was einen beruhigenden Effekt hat. Bei Fehlernährung der Zellen kann dies aber auch zu Unruhezuständen und Nervosität führen.

Wenn sich das Wetter verschlechtert, wenn sich Regen ankündigt, drosselt die Natur den Blut- oder Flüssigkeitsdruck in allen Lebewesen und Pflanzen, indem sie Gefäße erweitert. Wenn der Regen herabfällt und die Erde tränkt, nehmen Pflanzen die Nährflüssigkeit in ihre erweiterten Gefäße auf, um Zellen zu versorgen. Wenn sich das schlechte Wetter verzieht und sich Hochdruck mit Sonne ankündigt, erfahren dies unsere Gefäße lange vor dem ersten Sonnenstrahl, sie verengen sich dann, der Blutdruck nimmt etwas zu und aktiviert uns.

Jetzt sind wir wieder gerüstet für eine Stressphase. Das Muskelgewebe um Adern herum ermöglicht diese ständige Anpassung an Schwankungen im atmosphärischen Luftdruck. Luftdruck und Blutdruck stehen in steter Wechselwirkung.

Dies ist sehr wichtig zu wissen, speziell für Menschen, die unter erhöhtem Blutdruck oder gar unter Bluthochdruck leiden. Lesen Sie darüber bitte mehr in den folgenden Kapiteln.

Im Gegensatz zu den Arterien sind unsere Venen alles andere als kräftig. Sie verfügen kaum über Muskeln, sind weich und verletzlich. Auch dies hat die Natur so vorgesehen, Venen dienen nämlich als Blutreservedepots, für den Fall einer Verletzung mit Blutverlust. Oder auch für schwangere Frauen, die ihr wachsendes Baby aus dem eigenen Kreislauf mit versorgen müssen. Venen können sich wie längliche Ballons aufblähen und viel Blut aufnehmen. Wenn Venen ernährungsbedingt geschwächt sind oder wenn wir uns wenig bewegen, versackt dann viel Blut – bis zu einem Liter – in ihnen, das nicht oder kaum noch am Kreislauf teilnimmt. Darunter leidet dann der ganze Körper.

Auch für uns Menschen eignet sich Regenwetter für die Regenerierung der Zellen, die Versorgung mit Nährstoffen. Wir sollten uns gerade dann nicht allzu viel Stress auferlegen, die Natur hat dies nicht vorgesehen. Schlechtwetterphasen wirken immer beruhigend, besänftigend auf die ganze Tier- und Pflanzenwelt.

Geheimnis Nr. 82

Wir müssen unsere Gefäße verstehen lernen – um von ihnen zu profitieren.

Das Blut in unseren Adern

Es mag uns als roter Saft erscheinen – doch ist unser Blut eine hoch komplexe Flüssigkeit, ohne die unser Körper nicht leben kann.

Etwas mehr als die Hälfte unseres Blutes besteht aus wässrigem Plasma, das die Nährstoffe transportiert. Die andere Hälfte besteht aus Blutkörperchen und Blutplättchen, die für die Blutgerinnung wichtig sind. Das Plasma befördert rund 300 verschiedene Nährstoffe oder andere Substanzen, die meisten von ihnen Aminosäuren oder Transport-Proteine. Manchmal veranlasst unser Arzt einen Blutlabortest, der über die Konzentrationen von Vitaminen, Fettsäuren, Mineralstoffen, Glukose, Eiweißbausteinen, Hormonen, Enzymen oder Blutkörperchen Aufschluss gibt.
Blutkörperchen schwimmen mehr als genug in unserem Blut herum, weiße und rote. Ein gesunder Erwachsener produziert täglich rund 150 Milliarden weiße Blutkörperchen, die Leukozyten. Von diesen Immunsubstanzen gibt es wiederum mehrere Arten, die häufigsten sind die so genannten Neutrophilen. Das Knochenmark, Herstellungsort der Blutkörperchen, hält rund 15 weitere Billionen davon in Reserve, für den Fall, dass wir z. B. Opfer einer lebensbedrohlichen Infektion werden. Wenn Viren und Bakterien in großer Anzahl unser Gewebe angreifen, kann unser Organismus innerhalb einer Stunde rund drei Billiarden weiße Blutkörperchen zur Abwehr rekrutieren. Die Natur hat also für uns und unsere Gesundheit bestens vorgesorgt.
Darüber hinaus hat unser Blut eine weitere Menge Arbeit als Transportsystem. Die Konzentrationen an Nährstoffen und anderen Substanzen schwanken von Minute zu Minute, ja sogar von Sekunde zu Sekunde, je nachdem, wie stark wir Stress ausgesetzt sind und woraus unsere letzte Mahlzeit bestand.

In der dicken Aorta, der Hauptschlagader, schießt unser Blut mit enormer Geschwindigkeit dahin, wie ein reißender Strom, mit einem Tempo von fast zwei Metern pro Minute. Je feiner die Gefäße in ihrer labyrinthartigen Verästelung werden, desto langsamer ist der Blutfluss. Wenn das Blut die allerfeinsten Kapillaren erreicht, kommt es nahezu zum Stillstand.

Jetzt können gemächlich die Nährstoffe abgesetzt werden, danach gelangt das Blut in größer werdende Adern, nimmt an Geschwindigkeit wieder zu. Insgesamt dauert es etwa acht Sekunden, bis eine Substanz vom Blut durch den gesamten Kreislauf getragen wird.

Unser Blut befördert natürlich auch Feinde unserer Gesundheit, so z. B. feindliche Mikroben oder Freie Radikale. Die müssen unbedingt durch ein intaktes Immunsystem in Schach gehalten werden, also durch eine kerngesunde Basiskost und weniger Stress. Das Blut reflektiert in jedem Augenblick unseren Nährstoffstand, gibt Aufschluss über entsprechende Defizite und Mangelzustände.

Ein einziger Milliliter Blut enthält etwa 4,8 Millionen Erythrozyten, die roten Blutkörperchen. Jedes von ihnen transportiert rund 250 Millionen Hämoglobin-Moleküle, den Blutfarbstoff, der wiederum die lebensspendenden Sauerstoffmoleküle huckepack in unsere Zellen trägt.

Geheimnis Nr. 83

Gesundes Blut = gesunde Zellen.

Neues über Cholesterin

Zuallererst: Es gibt kein »schlechtes« Cholesterin. Cholesterin ist nicht nur Bestandteil unserer Nahrung, sondern dieser Fettstoff wird auch im Auftrag der Natur in unserem Körper synthetisiert. Deshalb kann er nicht »schlecht« oder »böse« sein, wie er manchmal in Zeitschriften oder im Fernsehen beschrieben wird. Wer Cholesterin-Probleme hat, sollte sich mit diesem Stoff anfreunden und ihn nicht verteufeln. Dies macht es viel leichter, sein Cholesterin-Gleichgewicht wieder herzustellen. Wir sollten ja zu Cholesterin sagen, nicht nein. Es geht lediglich darum, ein physiologisch gesundes Verhältnis verschiedener Formen von Cholesterin herzustellen. Genau so, wie auch Zink in einem bestimmten Verhältnis zu Kupfer stehen soll oder Natrium in einem bestimmten Verhältnis zu Kalium.

Cholesterin ist lebensnotwendiger Bestandteil der Schutzmembranen aller Körperzellen. Aus Cholesterin oder mit Hilfe dieser Substanz werden auch Hormone, das Vitamin D und Gallensalze hergestellt. Ganz klar also, dass wir Cholesterin in ausreichender Menge benötigen.

Etwa eine Stunde nach der Mahlzeit steigen die Cholesterin-Konzentrationen im Blut an. Die Zellen sind darüber sehr glücklich, denn sie brauchen diese Fettsubstanz dringend. Was als »schlechtes« Cholesterin bezeichnet wird, die LDL-Substanzen, reist jetzt durch das Blutgefäßlabyrinth, um in die Zellen zu gelangen. LDL bedeutet Low Density Lipoprotein, zu deutsch: Lipoprotein mit geringer Dichte. Es sind Cholesterin-Moleküle mit einem hohen Fettanteil.

Die Leber beobachtet zufrieden, wie die LDL-Moleküle zu den Körperzellen transportiert werden. Nach einer Weile erhält sie eine Botschaft, dass alle Körperzellen ausreichend mit Cholesterin versorgt worden sind. Daraufhin schickt das Organ andere Cholesterin-Transportschiffchen los, um die noch überflüssig im Blut zirkulierenden »bösen« LDL-Partikel zurückzuholen.

Diese Rückholtransporter sind die HDL-Cholesterin-Partikel, die allgemein als »gutes« Cholesterin bezeichnet werden, obwohl es die Unterscheidung in »gut« oder »schlecht« gar nicht gibt. HDL bedeutet High Density Lipoprotein, zu deutsch: Lipoproteine mit hoher Dichte, also mit geringem Fettanteil. HDL-Cholesterin schwärmt jetzt in die Blutgefäße aus, die Partikel binden das LDL-Cholesterin und bringen sie zurück zur Leber. Dort wird das nun nicht mehr nötige Cholesterin zu Gallesubstanzen abgebaut und in die Gallenblase verfrachtet. In unserem Körper ist also alles bestens arrangiert.

Doch leider: Manchmal gibt es eben zu wenig HDL-Rückholtransporter. So können die fetten LDL-Partikel, die nicht von den Zellen aufgenommen wurden, auch nicht wieder zurück zur Leber ge-

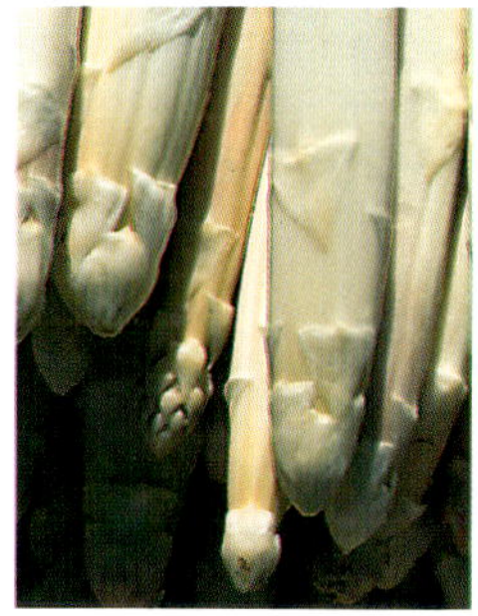

bracht werden. Und solange der Mangel an HDL anhält, kreist immer mehr und noch mehr LDL-Cholesterin im Blut, gespeist durch immer mehr und noch mehr fette und süße Mahlzeiten. Dies ist die Situation bei zu hohen Cholesterin-Werten. Es kommt aber alles noch viel schlimmer: Wenn die Leber weniger HDL-Transporter losschicken kann, baut sie auch die Anzahl ihrer so genannten HDL-Rezeptoren an den Leberzellmembranen ab. Dies sind die Andockstellen für HDL-Cholesterin. Die Maxime lautet dann: Wozu brauchen wir Landeplätze für HDL, wenn ohnehin viel zu wenig davon da ist?
Die Folge: Cholesterin kreist und kreist und kreist im Blut – und wird immer mehr. Es kann nicht in Zellen eingeschleust werden – und es kann von der Leber nicht wieder aufgenommen werden.
Was soll man tun? Drei Dinge sind wichtig:

1) Keine stark Cholesterin-haltigen Lebensmittel mehr auf den Tisch, also keine tierischen Fette, z. B. in Hamburger, Hackfleischprodukten, Wurst. Die schlimmste Cholesterin-Bombe ist Geflügelhaut. Auch helle Weißmehlprodukte wie Brötchen, Pasta, Pizza usw. lassen den Cholesterin-Spiegel ansteigen, weil die Leber aus der in diesen Nahrungsmitteln enthaltenen schnelllöslichen Glukose ebenfalls Fettstoffe macht. Dasselbe gilt für weißen Reis – und vor allem für alles Süße, auch für süße Getränke. Am besten sollte man auf eine Kost umsteigen, welche auf viel Gemüse, Kartoffeln, Naturreis, pflanzlichen Fetten und Vollkornprodukten basiert.
2) Die Leber muss auch wieder mehr HDL-Rückholtransporter produzieren, um zirkulierendes Cholesterin aus dem Blut abzubauen. Ideale Nahrungsergänzung: Soja-Lezithin aus dem Reformhaus. Es enthält viel Phosphatidyl-Cholin, eine Substanz, die wichtig für die Herstellung von HDL-Lipoproteinen ist. Fettstoffe können ja im Blut nicht schwimmen, sie würden an den Innenwänden der Gefäße haften bleiben. Deshalb müssen sie

in Proteinstoffe eingewickelt werden – und genau dafür wird viel Cholin benötigt. Deshalb verfetten Hepatozyten (Leberzellen) ohne ausreichend Cholin gern.

3) Auch Vitamin C hilft beim Abbau von zu hohen Cholesterin-Werten. Am besten: morgens Obst frühstücken, einen kleinen Fruchtsalat, angereichert mit Sonnenblumenkernen und Joghurt oder Dickmilch. Wenn man dann nach einer guten Stunde hungrig wird, kann man eine Scheibe Vollkornbrot mit etwas Butter, kaltem Braten und Tomate essen.

Geheimnis Nr. 84

Cholesterin braucht Hilfe, um das Blut zu verlassen.

Bluthochdruck und Arteriosklerose

Wenn wir den Gartenschlauch aufdrehen, spritzt das Wasser mal mit starkem Druck heraus oder es schwappt gerade mal schlapp auf den Boden. Je enger die Öffnung ist, desto höher der Druck. Unser Blutdruck wird auf dieselbe Weise reguliert. Verengte Arterien bedeuten höheren Blutdruck. Um uns auf Stressfaktoren oder Ruhephasen einzustellen, braucht unser Körper die Spielmöglichkeiten verengter oder weit gestellter Arterien. Gefährlich wird es aber, wenn die Arterien ständig krankhaft verengt sind, durch Ablagerungen an den Gefäßinnenwänden, durch Arteriosklerose. Dann entsteht ein ungesund erhöhter Blutdruck oder – die bedrohliche Steigerung – Hypertonie, der Bluthochdruck.

Die Gefäßinnenwände werden weiter geschwächt, es kann zu feinsten Rissen kommen, verursacht beispielsweise durch Homozystein. Jetzt setzen sich auch noch Bakterien fest, ranziges Cholesterin, kristallisiertes, unnützes Kalzium, abgestorbene Blutplättchen, Fibrine (das sind Gerinnungsfaktoren). Aus all diesen Substanzen entstehen die so genannten Plaques, die arteriosklerotischen Ablagerungen und Auswölbungen an Arterienwänden. Außerdem können sich Bindegewebe- und Muskelzellen der Gefäße in krankhaft hohem Maße teilen, wodurch örtlich zu viel Kollagen entsteht. Die Arterie verengt sich, der Blutdruck steigt. Ein spezielles Warnsignal sind heftige Schmerzen hinterm Brustbein, mitunter begleitet von Schweißausbrüchen und Schmerzen im linken Arm. »Angina pectoris« mag die ärztliche Diagnose lauten. Ein Herzanfall, ein Infarkt droht, ein Riss von Herzkapillaren unter dem immens hohen Druck des Herzmuskels. Nach einem solchen Riss sterben Gewebsteile ab, weil sie nicht mehr durchblutet werden. Hier kann nur noch der Notarzt helfen. Die Folge solcher Blutungen im Gehirn ist ein Schlaganfall.

Die empfindliche Innenschicht der Arterien kann bei einem Mangel an Nährstoffen geschwächt werden. Das Defizit verschlimmert sich durch Stress, der ja noch mehr Vitamine, Aminosäuren, Glukose usw. aus dem Organismus herausfrisst.

Salz ist chemisch betrachtet Natriumchlorid. Das Element Natrium jedoch bindet Wasser, dadurch wird das Blutvolumen erhöht. Deshalb steigt der Blutdruck meist nach salzreicher Kost. Natrium erhöht auch die Gefäßwandspannung, wodurch Arterien zusätzlich verengt werden.

Der Gegenspieler von Natrium ist Kalium, das reichlich in allen Gemüse- und Obstsorten enthalten ist. Deshalb sollten Betroffene statt Wurst und Fleisch viel mehr Gemüse essen, am besten in wenig Wasser nur kurz gegart. Dies wirkt entwässernd, ein Effekt der schon eine Stunde nach einer Mahlzeit zu beobachten ist. Das Blutvolumen sinkt, ebenso der Blutdruck.

Auch Gymnastik, Fitnessübungen und Sport, nicht übertrieben gehandhabt, helfen, den Blutdruck abzusenken. Weniger empfehlenswert sind Sportarten wie Gewichtheben, Klettern, schweißtreibendes Laufen. Ideal: leichtes Joggen, Wandern, Rad fahren, Schwimmen.

Stress sollte ebenfalls unbedingt abgebaut werden. Jede Art von Stress aktiviert so genannte adrenerge Rezeptoren an Zellen, die zu erhöhtem Blutdruck beitragen. Auch Übergewicht bildet einen

Es ist sehr wichtig, den Blutdruck zu senken. Dafür gibt es etliche Therapiehilfen. In unserer Nahrung sollte das Salz weitgehend durch Gewürze ersetzt werden.

weiteren Risikofaktor für Bluthochdruck. Wenn man zu viele Kilo mit sich herumschleppt, muss das Herz noch viel stärker arbeiten, um das zusätzliche Fettgewebe mit Blut zu versorgen. Schluss auch mit dem Rauchen. Nikotin verengt die Gefäße ebenfalls und lässt so den Blutdruck ansteigen.

Geheimnis Nr. 85

Mit Gemüse und Schlaf den Blutdruck senken.

Hypotonie: Wenn der Blutdruck zu niedrig ist

Hypotonie ist bei weitem nicht so bedrohlich wie Bluthochdruck. Allerdings sind damit auch Risiken verbunden, z. B. eine mögliche Kollapsneigung. Manchmal fühlen sich Menschen mit zu niedrigem Blutdruck gehemmt und unglücklich, sie haben das Gefühl, mitunter nicht richtig am Leben teilzuhaben. Es ist, als ob ihr niedriger Blutdruck sie regelrecht bremst.

Chronische Müdigkeit, Antriebsarmut, Nervosität, häufiges Frieren oder Schwindelanfälle können mögliche Hinweise für einen zu niedrigen Blutdruck sein. Aufschluss gibt aber schnell ein Blutdrucktest, dem man sich in der Apotheke innerhalb weniger Minuten unterziehen kann. Wenn der systolische Wert, der jeweils höhere Wert beim Blutdruckmessen, unter die Marke von 110 bei Männern und 100 bei Frauen sinkt, ist der Blutdruck zu niedrig und möglicherweise verantwortlich für die erwähnten Symptome. Menschen mit Hypotonie haben aber auch einen Vorteil. Ihr Blutdruck kann schnell von einem tiefen basalen Wert ansteigen und das sympathische vegetative Nervensystem stimulieren, das seinerseits wach, konzentriert und kreativ macht. Es verwundert nicht, dass viele bekannte Künstler oder Sportler einen niedrigen Blutdruck haben, bei der Arbeit oder im Training oder im Wettbewerb aber sehr leistungsfähig werden. Ihr Blutdruck steigt, stimuliert euphorisierende, wach machende Stresshormone und Neurotransmitter.

Später sinkt der Blutdruck wieder ab, der Körper erholt sich unter dem beruhigenden Einfluss des parasympathischen Nervensystems.

Frauen und Männer mit zu niedrigem Blutdruck leiden oft nicht unter den Schlafstörungen wie ihre Zeitgenossen, die einen zu hohen Blutdruck haben.
Außerdem lässt sich Hypotonie viel leichter korrigieren als zu hoher Blutdruck. Bewegung an frischer Luft und Sport stimulieren den Kreislauf. Wer morgens glaubt, nie so richtig wach zu werden, sollte es ruhig einmal mit Wechselduschen versuchen – ganz Mutige duschen sich einfach kalt. Auch eine Tasse Kaffee kann helfen, allerdings sollte man koffeinhaltige Getränke nur in Maßen zu sich nehmen. Besser als mit Kaffeesucht begegnet man tagsüber auftretenden Mattigkeitsschüben mit zehn Minuten bewusster Entspannung, einem bisschen Gymnastik oder einem kurzen Spaziergang an frischer Luft.
Hypotoniker sollten auch mehr trinken (Wasser, Obst- und Gemüsesäfte, Kräutertee), um für eine größere Blutmenge zu sorgen. Dies vor allem dann, wenn sie oft unter unerklärlicher Mattigkeit leiden. Ein viertel oder halber Liter Wasser kann die Symptome innerhalb weniger Minuten lindern. Ebenfalls ein ausgezeichnetes Getränk: Orangensaft, mit etwas Salz versetzt.

Geheimnis Nr. 86

Kälte, Sport und viel trinken verhelfen Hypotonikern zu ungeahnter Vitalität.

Venen – unsere verwundbaren Adern

Gefäßverengungen sind ein Arterienproblem. Gefäßerweiterungen sind ein Venenproblem. Die Venen können leicht gedehnt werden, weil sie nicht oder kaum von Bindegewebe und Muskeln umpackt sind. Ihre dünnen Wände können bei Fehlernährung noch dünner und poröser werden. Blut oder Blutwasser, das gelbliche Plasma, kann dann ins angrenzende Gewebe austreten.

Als Folge bilden sich unter Umständen Ödeme, Wasseransammlungen, bevorzugt über den Knöcheln, aber auch in anderen Körperpartien wie etwa am Unterarm oder unter den Augen. Ein weiteres Warnsymptom, dass auf geschwächte Venen hindeutet, kann auch häufiges Schwitzen sein, der Körper versucht dann, einen Überschuss an Wasser über Hautporen auszuschwitzen, Flüssigkeit, die normalerweise über Nieren und Blase ausgeschwemmt wird. Venenschwäche kann eine Fülle von Problemen mit sich bringen, so z. B. Harnverhalten als Folge ungenügenden Harnflusses. Dann haben es Bakterien leicht, in Harnleiter und Harnblase vorzudringen und sich hier in Kolonien auszubreiten. Deshalb müssen die Venen besonders gut genährt und auch trainiert werden. Sie brauchen vor allem zwei Nährstoffe: Vitamin C und Rutin, ein Bioflavonoid. Beide Substanzen dichten Gefäße auch in Pflanzen ab, in denen sie auch synthetisiert werden. Wenn wir rutinreiche und Vitamin-C-Pflanzen essen, nehmen wir die venenkräftigenden Substanzen gleichzeitig auf. Vitamin C ist in frischem Obst und Gemüse enthalten, Rutin steckt in Buchweizen, aber auch in Zitrusfrüchten und anderem Obst sowie in allen dunklen, tiefroten, blauen oder schwarzen Beeren.

Bei Venenproblemen ist es empfehlenswert, in der Apotheke ein Rutinpräparat zu kaufen und 30 Tage lang zusätzlich einzunehmen.

Betroffene Personen sollten viel gehen und weniger stehen, dabei erhöht sich nämlich der Druck auf vorgeschädigte Venen. Lesen Sie dazu bitte das nachfolgende Kapitel.

Geheimnis Nr. 87

Bewegung, Vitamin C und Rutin helfen schwachen Venen.

Krampfadern müssen nicht sein

Krampfadern entwickeln sich, wenn Venenwände dünn und schwach, zum Beispiel durch eine angeborene Bindegewebsschwäche, und außerdem zu stark belastet werden. Dies mag der

Fall sein, wenn jemand eine stehende Arbeit verrichtet, bei Übergewicht oder auch in der Schwangerschaft. Beinvenen sind am stärksten betroffen, weil Druck auf die Venen den Blutrückfluss die Beine aufwärts zur Lunge und zum Herzen hemmt. Bestimmte Venenventile, die diesen Rückfluss kontrollieren, schließen nicht mehr richtig, venöses Blut sammelt sich dann in kleinen oder größeren Taschen, Säckchen oder Auswölbungen. Diese Erweiterungen reihen sich aneinander und bilden am Ende die hässlichen, wurmartigen, blaurot verfärbten Krampfadern. Winzige Risse in Oberschenkeln und Beinvenen führen zu feinsten Blutungen, den Besenreisern.

Krampfadern sehen nicht nur unschön aus – sie verursachen auch Beschwerden und erhöhen die Thrombosegefahr.

Wenn die Venen durch halbgeronnenes Blut verstopft sind, sucht sich das Blut Umwege auf dem Weg zum Herzen. Venöses Blut, das normalerweise im Hautbereich zirkuliert, sucht sich seine Transportwege jetzt im Innern der Beine, versackt dort teilweise. Es nimmt nicht mehr am Kreislauf teil, mitunter handelt es sich dabei um einen ganzen Liter Blut. Dies schwächt den Kreislauf und damit insbesondere die Nährstoffversorgung aller Zellen. Außerdem schrillen im Organismus jetzt die Alarmglocken, die Gefahr besteht, dass Venen reißen. Deshalb werden erhebliche Mengen an Gerinnungsfaktoren an die betroffenen Venenstränge geschickt, um sie im Bedarfsfall rasch abdichten zu können. Einer dieser Stoffe ist Fibrin, das sich nun im Gewebe um die Venenwand konzentriert. Ranziges, oxidiertes Fett und Cholesterin sammeln sich ebenfalls an. Der schnelle Blutfluss wird gehemmt, also steigt damit auch die Gefahr einer Thrombose, eines völligen Venenverschlusses. Noch mehr Fibrin und Fettstoffe häufen sich an, dies alles führt zu verdickten gelblichen Hautregionen, die das Gesamtbild der Krampfadern noch verschlimmern.

Hilfe für die Venen kommt aus dem Darm, durch fibrinolytische Lebensmittel, also solche, die den Blutfluss, die Durchblutung verbessern. Die entsprechenden aktiven Wirkstoffe Allium sativum und Capsicum sind besonders reich in Knoblauch, Zwiebeln, allen Arten von Pfeffer, Paprika, Chili und Lauch enthalten. Auch andere Lebensmittel kurbeln den Blutfluss an und lösen Blutgerinnsel auf: Kräuter, Senf, Essig, Ingwer, Rettich, Radieschen und Meerrettich. Die Beine sollten häufig entlastet und hochgelegt werden. Neben ständigem Stehen belastet auch das stundenlange Sitzen am Schreibtisch unsere Venen. Gehen und Laufen dagegen bringen Erleichterung, da die Beinmuskeln dabei wie ein Art Pumpe arbeiten und das Blut wieder hin zum Herzen drücken. Auch Fitnessübungen und Gymnastik sorgen dafür, dass Venenventile in den Beinen wieder besser schließen und für einen gesunden Blutfluss sorgen.

Die Beine öfters einmal hochlegen, niemals stundenlang stehen oder sitzen, viel laufen und Gymnastik – all das verhindert Krampfadern.

Geheimnis Nr. 88

Venen lieben würzige Kost.

Wie man Durchblutungsstörungen dauerhaft vorbeugt

Welche Lebensmittel für bessere Durchblutung sorgen, lesen Sie bitte in Kapitel 88. Was würzig schmeckt oder auf der Zunge und im Gaumen brennt, enthält meistens Alkaloide. Die Natur hat z. B. den roten Pfeffer deshalb so scharf gemacht, damit er die Pflanze vor feindlichen Mikroben, Parasiten oder Bakterien ebenso schützt wie vor Vögeln, Schlangen, Insekten oder Käfern. Eine Amsel oder eine Raupe mag so scharfe, brennende Gewürze nicht besonders. Tiere in freier Natur werden auch immer wieder mal krank, sie können sich z. B. infizieren. Dann suchen sie instinktiv nach Heilmitteln, etwa nach verdorbenen Früchten. Wenn ein Apfel vom Baum fällt, fängt das Fruchtfleisch nach einiger Zeit zu gären an, und es bildet sich Alkohol. Essigbakterien setzen den Alkohol später zu Essigsäure um. Ein infiziertes Reh sucht nach solchen essigsauren Früchten, denn die Essigsäure tötet Bakterien in Magen-

und Darmschleimhäuten ab. Die Natur hat die Essigsäure, eine der besten durchblutungsfördernden Substanzen, aber ursprünglich aus einem anderen Grund entwickelt. Ihr geht es stets nur um die Fortpflanzung, die Arterhaltung, also um die Gene und Chromosomen, die Erbanlagen enthalten. Im Apfel sind dies die Kerne, die möglichst lange geschützt bleiben müssen, damit sie eventuell ins Erdreich eindringen können, und so ein neuer Apfelbaum entsteht. Würmer, Vögel, Insekten, Bakterien und vieles andere Getier will sich nun von dem Fruchtfleisch des im Gras liegenden Apfels ernähren. Die Essigsäure schreckt sie ab und schützt die kostbaren, Gene enthaltenden Kerne.

Unsere Großmütter warnten früher: »Essig verdünnt das Blut, kann es krank machen.« Dies ist richtig. Früher gab es noch keine Kühlschränke, viele Lebensmittel wie Gemüse, Pilze oder Fleisch wurden in Essig eingelegt, um sie – etwa über den Winter – haltbar zu machen. Der Essig tötet ja fäulniserregende Bakterien ab.

Essig ist seit Tausenden Jahren ein traditionelles und erprobtes Heilmittel gegen Durchblutungsstörungen aller Art.

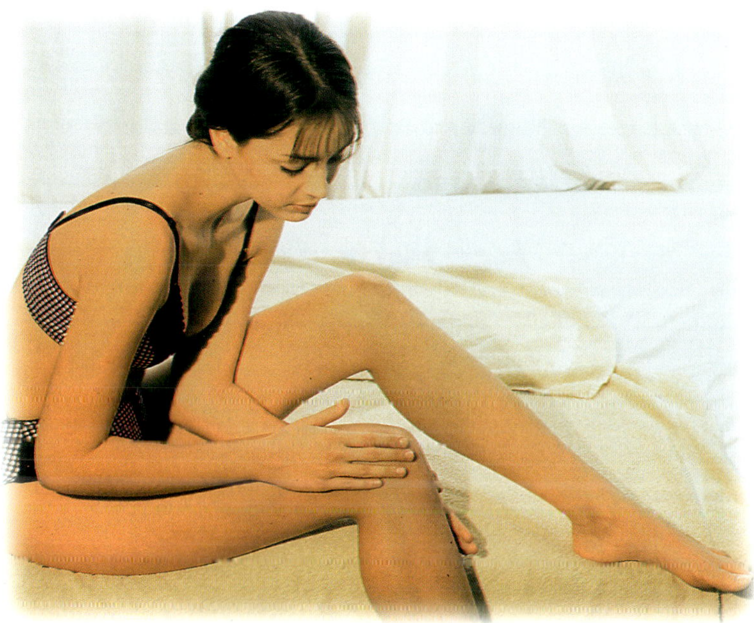

Gerade in den nasskalten Wintermonaten nahmen Menschen damals zu viel Essig zu sich – die Folge konnte dann ein zu stark verdünntes Blut sein.
Wir Zeitgenossen von heute laufen nicht Gefahr, zu viel Essig zu uns zu nehmen. Im Gegenteil: Mehr Essig bzw. essigenthaltende Lebensmittel täten so manchem von uns gut. Den Salat sollte man mit Essig und Öl würzen – es gibt kein besseres Dressing. Reich an Essig sind außerdem manche Chutneys, Marinaden, Majonäse, Mixed Pickles und Senf.

Geheimnis Nr. 89

Das Blut mit Essig in Schwung bringen.

Was man sonst noch für eine bessere Durchblutung tun kann

Auch Sport, Gymnastik, Fitnessübungen, jede Art körperlicher Tätigkeit, speziell im Freien, kurbeln die Durchblutung an. Laufen, Rad fahren, Schwimmen, Bergwandern oder auch Stretching, Aerobic-Übungen, Jazzdance usw. sorgen für rascheren Blutfluss und damit für eine verbesserte Nährstoffversorgung aller Zellen.

Kalt duschen aktiviert die Durchblutung enorm, als Folge spontan auftretender Kälte auf immerhin mehr als zwei Quadratmetern Hautfläche. Da schickt der Organismus eine beträchtliche Menge warmen Bluts zur Abwehr gegen die eindringende Kälte in die Haut und durchblutet sie optimal. Dasselbe gilt für Kalt-Warm-Duschen und auch für Saunagänge, die im Prinzip ja auch nichts anderes darstellen.
Beim Sport treiben braucht vor allem der Herzmuskel eine Extraversorgung mit Eiweiß, Vitaminen, Fettsäuren, Glukose und Sauerstoff.
Tierische Fette, die gesättigte Fettsäuren enthalten, sollte man durch Omega-3-Fettsäuren in Fisch oder fettreichen Pflanzen ersetzen. Also statt Wurst und Fleisch lieber öfter mal eine Forelle oder auch Kabeljau und Heilbutt auf den Tisch. Soja- bzw. Tofu-Produkte, Avocado, Bohnen und Oliven enthalten hohe Konzentrationen an gesunden pflanzlichen Fetten. In der Küche sollte

man nach Möglichkeit Pflanzenöle verwenden. Omega-3-Fettsäuren sind bedeutende durchblutungsfördernde Wirkstoffe, sie hindern Blutplättchen daran, sich zusammenzuschließen und zu verklumpen. Es ist wissenschaftlich längst erweisen, dass Menschen mit einem hohen Konsum an Fisch, wie z. B. die Eskimos oder andere Küstenbewohner, statistisch gesehen viel seltener Venenthrombosen oder Herzanfälle erleiden als typische Fleisch- und Wurstesser.

Geheimnis Nr. 90

Ideal: Kalt duschen und den Omega-3-Kräften vertrauen.

Die Durchblutung in 30 Tagen auf Topniveau bringen

- **Stets reichlich durchblutungsfördernde Nahrungsmittel auf den Tisch.**
- **Cholesterin-Probleme auf vernünftige Weise lösen.**
- **Gemüse, Obst und Schlaf sind die ideale Vorbeugung gegen Bluthochdruck.**
- **Bei zu niedrigem Blutdruck den Kreislauf mit Bewegung und Wechselduschen beleben und mehr trinken.**
- **Vitamin C und Rutin sind die besten Hilfen bei schwachen Venen.**
- **Alles, was scharf und würzig schmeckt, kurbelt die Durchblutung an.**
- **Omega-3-Fettsäuren in Fisch und Avocado oder Pflanzenölen verhindern in den Gefäßen die Blutgerinnung und mindern so die Thrombosegefahr.**
- **Kalt duschen oder Wechselduschen bringen die Durchblutung ebenso auf Trab wie Sport oder Fitnessübungen.**

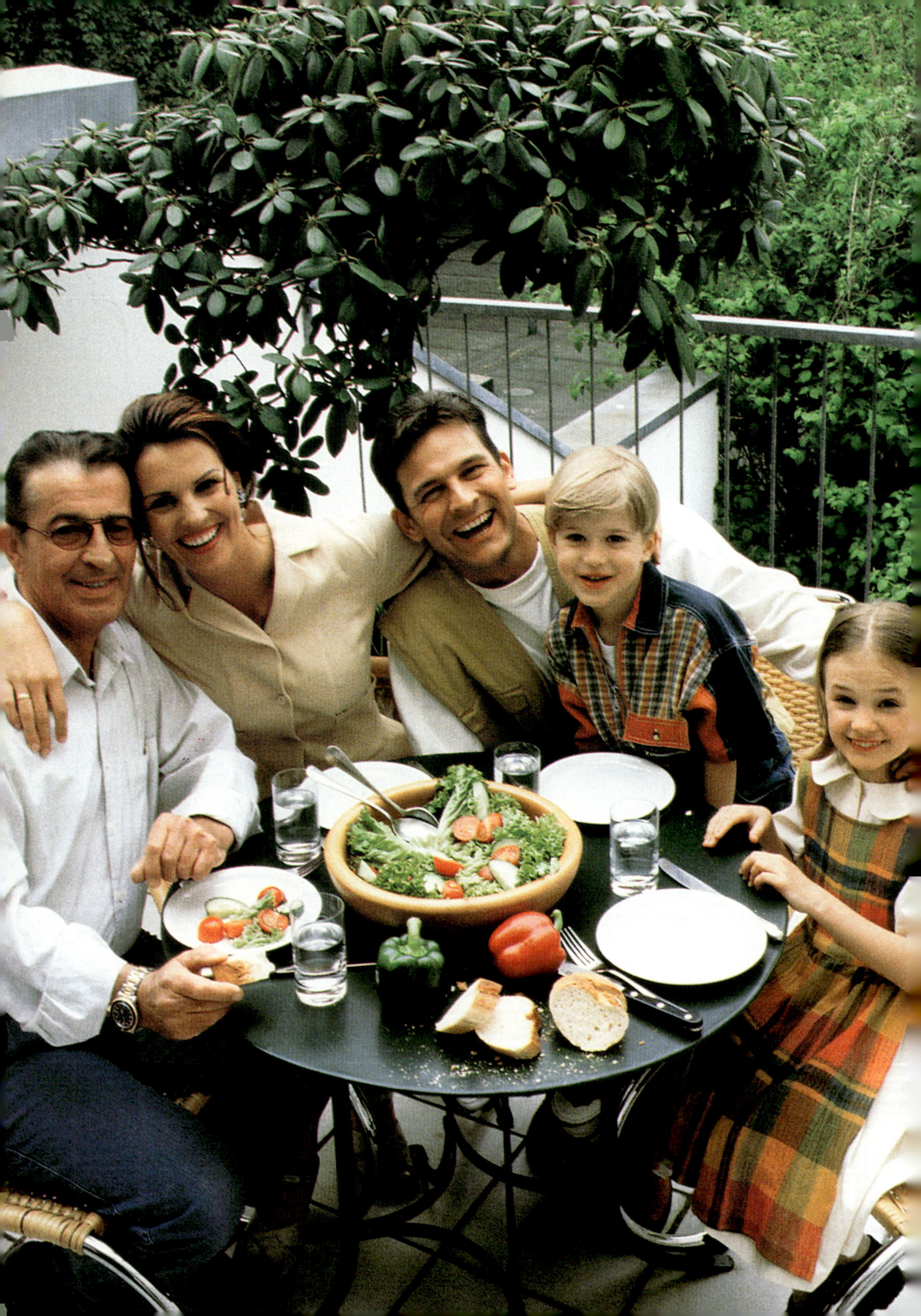

Organe und Verdauung: Unser wundervolles Innenleben

Gesundheit kommt aus dem Verdauungstrakt

Unser Mund, der Magen und der Darm bilden die lange Eingangshalle für alle Nährstoffe in unserem Körper. Wasser, Vitamine, Spurenelemente, Mineralien, Fettsäuren, Eiweiß und Glukose werden vom Darm aus an die Körperzellen verschickt. Von diesen Biostoffen ist unsere mentale und körperliche Gesundheit in entscheidendem Maße abhängig. Je gesünder unsere Ernährung ist und je perfekter sie zu Nährstoffen abgebaut wird, desto besser werden unsere Zellen versorgt und desto besser funktioniert auch ihr Zellstoffwechsel.

Unser Darm kann mit den Wurzeln eines Baums verglichen werden. Der einzige wirkliche Unterschied besteht darin, dass wir aufrecht auf zwei Beinen laufen und uns bewegen können, der Baum jedoch nicht.

Unsere Gesundheit ist in hohem Maße von der Leistungsfähigkeit unseres Verdauungstrakts abhängig.

Unsere Ernährung stammt aber idealerweise ebenso aus dem, was der Boden oder die Natur spenden. Der Baum ernährt sich von »naturbelassenen« Lebensmitteln – und wir sollten dies auch tun.

Nur leider: Wir zivilisierten Menschen wollen es immer besser machen als die Natur, wir haben deshalb unsere eigenen Lebensmittel entwickelt: Limonade und Cola, Pommes frites, Weißbrot, Currywurst, Sahnecremetorten, Schokoriegel, Hamburger, Pizza, Dosen-, Fertig- und Mikrowellengerichte. Solche Lebensmittel will unser Verdauungsapparat aber gar nicht. Der wird also praktisch Tag für Tag, Jahr für Jahr immer wieder enttäuscht.

Unser ganzer Körper leidet unter dem Nahrungsbrei, den wir ihm oft zumuten. Leidtragender ist in erster Linie der Verdauungstrakt, der ihn zersetzen muss, um wenigstens einen kleinen Teil der Nährstoffe aus ihm herauszuholen, die unser Organismus so dringend braucht.

Geheimnis Nr: 91

Über kerngesunde Naturkost kann unser Verdauungstrakt richtig glücklich sein – ob wir es nun glauben oder nicht.

Unser Magen leistet Schwerstarbeit

Mit der richtigen Garmethode können wir unserem Verdauungstrakt das Leben erleichtern. Wichtig ist dabei, dass Vitamine möglichst erhalten und die Nährstoffe optimal »aufgeschlossen« werden.

Unser Essen ist nicht immer leicht verdaulich. Wir merken dies ja schon beim Kochen, so manches Gericht muss stundenlang gekocht oder anderweitig gegart werden – trotzdem bleiben die enthaltenen Proteine noch fest aneinander gekettet. Es ist aber außerordentlich wichtig, dass Nahrung bis in die letzten Bestandteile zerlegt wird, die Kohlenhydrate zu Glukose, das Eiweiß in seine kleinsten Bausteine, die Aminosäuren.

Aus diesem Grund produzieren die Magenschleimhäute viel Magensäure. Die Magensäure eines gesunden Menschen ist so ätzend scharf, dass sie Löcher in einen Teppich brennen würde. Man kann sich also ausmalen, welche Säureattacken eine gesunde Magenschleimhaut aushalten muss. Die ist gottlob mit einer basischen Schleimschicht belegt, in der sich die Magensäure neutralisiert. Magensäure dringt nur bei einer krankhaft angegriffenen Magenschleimhaut zu deren Zellen vor.

Unser Magen ist länglich, der Gehalt an Magensäure ist unterschiedlich. In der Nähe des Mageneingangs werden vornehmlich Kohlenhydrate verdaut, hier ist die Konzentration an Magensäure nicht so hoch. Eiweiß aber braucht viel Magensäure, um zerlegt zu werden. Es wird vornehmlich in tiefer gelegenen Magenabschnitten vorverdaut, deshalb ist dort der pH-Säurewert des Magensafts am niedrigsten, das heißt, die Magensäure ist hier am stärksten konzentriert.

Magensäure besteht aus Salzsäure, sie hat neben der Eiweißverdauung noch weitere wichtige Aufgaben. Sie ist für die Kalzium- und Eisenverwertung unverzichtbar, weil sie beide Mineralstoffe ionisiert, das heißt, für den Stoffwechsel lösbar macht. Noch wichtiger aber mag sein, dass sie Bakterien, Viren, Pilze, Parasiten und andere mögliche Krankheitserreger abtötet, die sich in jedem einzelnen Nahrungsbissen haufenweise finden. Ohne ausreichend Magensäure dringen z. B. Pilze in das mild-alkalische Milieu des Darms vor, wo sie sich in großen Kolonien ausbreiten. Auf diese Weise entsteht oft ein äußerst hartnäckiger Pilzbefall.

Viele Menschen produzieren ab dem 35. Lebensjahr immer weniger Magensäure. Dadurch werden Mikroben nicht ausreichend abgetötet und speziell Eiweiß wird nicht optimal vorverdaut. Man sollte vor jeder Hauptmahlzeit einen Säurelocker trinken, z. B. etwas Zitronensaft oder Apfelessig, in Wasser verdünnt. Ebenfalls empfehlenswert: einen Salat mit Essig und Öl anrichten und vor dem Hauptgericht essen.

In südlichen Ländern spritzen die Menschen seit Jahrtausenden traditionell Zitronensaft über ihren Fisch. Sie tun dies nicht, weil die Seezunge oder die Makrele dann besser schmecken, sondern weil das im Fisch enthaltene Eiweiß auf diese Weise besser zu Aminosäuren abgebaut wird.

Geheimnis Nr. 92

Der Eiweißverdauung auf die Sprünge helfen – mit etwas Zitronensaft oder Apfelessig.

Unser Darm ist ein üppiger Amazonas-Dschungel

Unterm Mikroskop sieht unsere Darmschleimhaut tatsächlich wie der üppige Amazonas-Dschungel aus – übersät mit so genannten Villi, winzigen Erhebungen oder »Fingern«, mit Einkerbungen, Spalten, Verzweigungen. Dies alles dient dazu, der Darmschleim-

Schleimhaut des Dünndarms

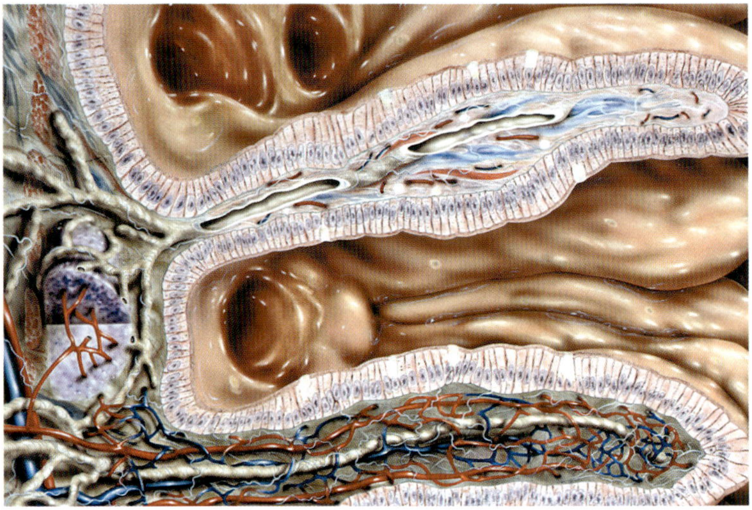

Die Oberfläche unseres Darms hat etwa die Größe eines Tennisplatzes.

haut mehr Oberfläche zu geben, damit auch jedes Nährstoffmolekül im Nahrungsbrei mit der Darmschleimhaut Kontakt aufnehmen und durch sie hindurch ins Blut schlüpfen kann.
Könnte man die Darmschleimhaut eines gesunden Menschen ganz ausbreiten, hätte sie etwa die Fläche eines Tennisplatzes. Wenn wir also einen Pfannkuchen mit Blaubeermarmelade essen, wird der Nahrungsbrei als unendlich dünner Film auf dieser Fläche ausgebreitet und alle Nährstoffmoleküle problemlos ins Blut transportiert.
Nachdem die Nahrung im Magen schon vorverdaut worden ist, erledigen Enzyme der Bauchspeicheldrüse im Darm den Rest der Arbeit: Lipasen für die Fettverwertung, Amylase für den Kohlenhydratabbau zu Glukose, proteolytische Enzyme für den Abbau von Eiweiß zu Aminosäuren und Nukleasen für das Zerkleinern der Nukleinsäuren zu Nukleotiden, den Bausteinen für die Zellkerne.
Wenn Magensäure und zusätzlich auch noch Bauchspeicheldrüsenenzyme fehlen, gelangt unverdauter Nahrungsbrei in tiefer gelegene Darmabschnitte und fängt hier an, zu faulen und zu gären. Die Folgen haben die meisten sicher schon einmal erlebt: Verdauungsstörungen wie Blähungen, Darmkollern, Durchfall, Verstopfung.

Was sich aber schlimmer auswirkt: Die Versorgung der Körperzellen mit Aminosäuren ist unzureichend, dadurch sinkt der Zellstoffwechsel, und wir fühlen uns vielleicht ständig müde, schlapp und lustlos. Weil der Organismus aber dringend Aminosäuren für lebenswichtige Organfunktionen braucht, holt er sich die fehlenden Eiweißbausteine aus dem eigenen Bindegewebe – unsere Haut wird schnell alt, welk und krank, das Gewebe schlaff. Außerdem gelangen komplexere Eiweißmoleküle durch die Darmschleimhaut ins Blut. Hier werden sie vom Immunsystem zu Recht als Fremdkörper angesehen und angegriffen. Nahrungsmittelallergien sind die Folge. Das Blut versucht, die zu großen Protein-Brocken über die Nieren auszuscheiden, doch auch die nehmen die unerwünschten Eindringlinge nicht. Diese Eiweißmoleküle, so genannte Polyamine, werden jetzt womöglich über die Haut ausgetrieben, und es kommt zu nässenden endogenen Ekzemen, Juckreiz oder Akne.

Die armen Spurenelemente

Vitamine sind die Lieblinge der Natur, weil sie tote Metalle wie Eisen, Zink, Kupfer oder Magnesium lebendig machen können, indem sie sich mit ihnen zu Coenzymen verbinden. Deshalb werden Vitamine besonders schnell aus dem Nahrungsbrei freigesetzt und übers Blut zu den Zellen transportiert.

Spurenelemente wie Selen, Mangan, Eisen, Zink, Kupfer, Vanadium, Boron, Chrom, Jod, Fluor, Silicon oder andere haben es ungleich schwerer. Sie sind im Dünndarm nämlich auf klitzekleine Eiweißschiffchen angewiesen, so genannte Transport-Carrier. Und dies sind die Aminosäuren, die kleinsten Eiweißbausteine. Sie springen auf diese Schiffchen auf und werden in ihnen an ihre Zielorte, die Körperzellen, gebracht. Ein weiterer Grund also, weshalb Eiweiß unbedingt zu Aminosäuren abgebaut werden muss.

Wenn die kleinen Eiweißschiffchen fehlen, sind die Spurenelemente sehr traurig. »Warum sind denn keine Eiweißschiffchen da«, klagen sie dann. »Wir brauchen unbedingt Eiweißschiffchen, um zu den Körperzellen zu gelangen.« Und sie fahren fort: »Es war doch so schön, so unendlich schön, wie wir noch vor wenigen Minuten mit unseren Freunden, den Vitaminen, in diesem Spinatblatt Stoffwechsel gespielt haben. Und jetzt warten die Vitamine in den Zellen dieses Menschen auf uns, um weiter Stoffwechsel zu spielen, aber es kommen keine Eiweißschiffchen ...«
Und dann geschieht etwas Grausames: Die kostbaren Spurenelemente werden mit dem Stuhl ausgeschieden. Die Folge: Der Organismus leidet nicht nur unter Eiweißmangel, sondern auch unter Defiziten an Spurenelementen. Nicht zuletzt sind Vitamine ohne diese anderen Nährstoffe nur die Hälfte wert. Da kann es nicht mehr lange dauern, bis sich Beschwerden und schließlich auch Krankheiten einstellen ...

Geheimnis Nr. 93

In unserem Darm geht es manchmal wirklich chaotisch zu – und wir ahnen überhaupt nichts davon.

Wenn Körperzellen Hunger haben

Unser Darm liebt Obst, Salat, Rohkost, Gemüse, Kartoffeln, Vollkornprodukte. Wenn er immer so gut genährt ist, wächst seine Schleimhaut wie der Amazonas-Dschungel. Wenn der Nahrungsbrei aber nährstoffarm ist, weil er aus Imbiss- und Kantinenkost resultiert, dünnt unser Darm schnell aus, und die Darmschleimhaut verliert an Gewicht. Die Epithel-Zellen, die die Darmwände innen auskleiden, leben nur wenige Tage. Dann werden sie abgestoßen und durch neue ersetzt. Ein gesunder Darm verliert auf diese Weise täglich rund 200 Gramm verbrauchter Zellen. Die werden auch wieder zu Nährstoffen abgebaut, teilweise verwertet, der Rest mit dem Stuhl ausgeschieden.

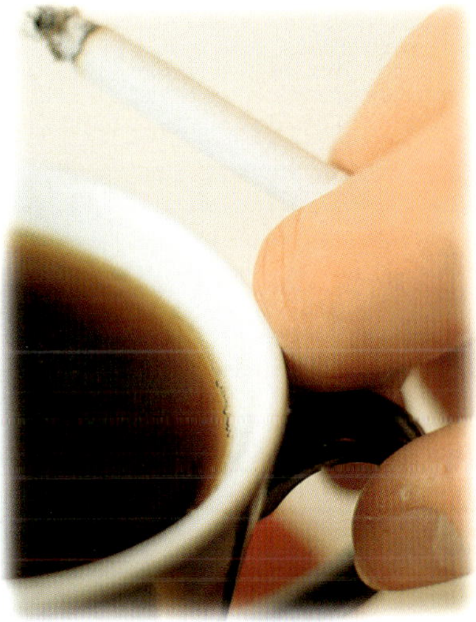

Mit ungesunder Nahrung kann man einen Darm innerhalb von zwei oder drei Wochen ruinieren, vor allem wenn man auch noch viel Kaffee und Alkohol trinkt, Zigaretten raucht und Medikamente einnimmt. Auf der anderen Seite lässt sich eine geschädigte Darmschleimhaut aber ebenso schnell wieder aufbauen – durch gesunde Kost und den Verzicht auf all diese schädigenden Dinge.

Unsere Zellen haben auch Appetit auf wertvolle Verköstigung. Sie schauen morgens um neun auf die Uhr und fragen sich: »Mal sehen, was er heute wieder gefrühstückt hat.« Wenn dann das Blut kommt, geben sie ihre Bestellungen ab. Doch leider lautet die Antwort dann meist ungefähr so: »Tut mir leid, Mangan und Vitamin B_{12} ist heute überhaupt keines dabei, mit Magnesium, Zink und Vitamin E sieht es ebenfalls schlecht aus, und das bisschen Eisen habe ich schon den Herzmuskelzellen versprochen.« Die Körperzellen sind dann schrecklich enttäuscht und verbittert. Sie können es überhaupt nicht begreifen, dass dieser Mensch, dessen Teil sie sind, und den sie glücklich und gesund machen wollen, dass der sie so schnöde und gemein im Stich lässt und immer mit ein paar lächerlichen Almosen an Biostoffen abspeisen will. Den ganzen Tag über rufen sie: »Wir brauchen Nährstoffe! Wir brauchen Nährstoffe«. Und das Blut antwortet: »Tut mir Leid, ich kann auch nichts dafür – aber heute Mittag hat er wieder nur eine Currywurst mit Pommes gegessen und am Nachmittag eine Schwarzwälder Kirschtorte.« Irgendwann verlieren die Körperzellen dann natürlich die Lust, und auch der Stoff-

wechsel, ihr Manager zuckt nur noch resignierend die Achseln: »Vergiss es. Mit dem hat es wirklich keinen Sinn mehr.«
Dies ist der Augenblick, an dem es dann sehr rasch zu Alterserscheinungen kommen kann – zu Haarausfall, ergrautem Haar, Falten, Runzeln, Gedächtnisschwäche, depressiven Verstimmungen ...

Geheimnis Nr. 94

Unsere Körperzellen haben genau so Hunger wie wir selbst.

Unsere Leber, ein einzigartiges Organ

Unsere Leber bearbeitet Nährsubstanzen nicht nur, sondern dient auch als Speicherdepot für Glukose, Vitamine und andere Nährstoffe. Sie reinigt das Blut von Gift- und Schadstoffen, ist die zentrale Lager- und Verteilungsstelle für Biostoffe.

Die menschliche Leber wiegt ungefähr anderthalb Kilo, ist die größte Drüse und das größte innere Organ. Unzählige Enzyme und andere Substanzen arbeiten in ihr unablässig Tag für Tag, ein Leben lang. Sie ist wie eine gewaltige Fabrik, unendlich betriebsam, unendlich leistungsfähig. Wissenschaftler bekennen: »Selbst wenn unsere technische Entwicklung in gewaltigen innovativen Schritten voranschreitet – in tausend Jahren wären sämtliche Wissenschaftler der Welt gemeinsam nicht in der Lage, eine Leber herzustellen.«
Die Hepatozyten, die Leberzellen, sind extrem empfindlich. Sie müssen immer wieder regeneriert werden, eine Leber, die nicht optimal funktioniert, kann dem Organismus sehr schaden. Deshalb ist die Leber sehr darauf angewiesen, dass wir uns gesund ernähren. Hingegen können ihr Zigaretten, Medikamente, Kaffee, Alkohol, zu viel Fett und Süßes, Konservierungs-, Farb- und andere Fremdsubstanzen in Nahrungsmitteln außerordentlich schaden. Das Schlimme: Die Leber kann sich gegen Gifte nicht wehren, ihre Aufgabe ist es, sich selbst zu opfern und den Organismus von Schadstoffen zu reinigen. Wenn die Leber fürsorglich behandelt wird, trägt sie mit unendlichem Fleiß zu unserer Gesunderhaltung und Jugendlichkeit bei.

Geheimnis Nr. 95

Unsere Leberzellen brauchen Fürsorge und Verständnis.

Wissenswertes über unsere Nieren

Ihre Hauptaufgabe ist das Filtern des Bluts, um nutzlose und schädliche Substanzen über den Harn auszuschwemmen. Nährstoffe und Substanzen, die noch verwendet werden können, geben die Nieren an den Blutkreislauf zurück. Unser Organismus mag äußerst kompliziert erscheinen, in den wesentlichen Dingen funktioniert er aber recht einfach.

Flüssigkeit und Wasser gelangen mit der Nahrung in unseren Körper und werden gemeinsam mit Stoffwechselabfall über Nieren und Blase ausgeschieden. In dem Augenblick, in dem die Ausscheidungsflüssigkeit die Blase erreicht, wird sie als Urin bezeichnet.

Für das Filtern des Bluts sind die Nieren mit rund zwei Millionen Filterchen, den so genannten Nephronen ausgestattet. In jedem dieser winzigen Filter gibt es eine Art Kontrolleinheit, die alle Substanzen sorgfältig prüft, die sich im Blut befinden. Wenn dem Körper etwa Zink, Magnesium oder Vitamin C fehlen, werden diese Nährstoffe an die Zirkulation zurückgegeben. Wenn zu viel Vitamin B_2, Kalium oder spezielle Aminosäuren im Blut zirkulieren, scheiden die Nieren sie aus. Auf diese Weise regulieren sie den Nährstoffhaushalt des Körpers.

Die Nieren regulieren auch das Wasservolumen in unserem Körper sowie den Säure-Basen-Haushalt. Außerdem produzieren sie Hormone für den Kalzium-Stoffwechsel, die Synthese roter Blutkörperchen und für andere Zwecke.

Wenn wir zu eiweißreich essen, z. B. sehr viel Fleisch, können sich im Blut gefährlich hohe Harnsäurekonzentrationen anreichern, weil die Nieren nicht mehr in der Lage sind, sie auszuscheiden.

Die Nieren sind verhältnismäßig klein, wiegen nur etwa 160 Gramm. Sie produzieren den Urin, indem sie ihm einen bestimmten Säurewert vermitteln. Dies ist sehr wichtig, um Bakterien, Pilze und andere krankheitserregende Mikroorganismen abzutöten, die über die Harnleiter in die Blase einzudringen versuchen.

Frauen sind – wegen ihrer kürzeren Harnwege – mehr durch Krankheitserreger gefährdet als Männer.

Harnsäure kristallisiert leicht zu langen Prismen. Die schauen unter dem Mikroskop wunderschön aus, kommen aber den Gelenken nicht sehr gelegen. Diese stickstoffhaltigen Kristalle können sich ablagern und starke Schmerzen verursachen. Gicht ist ein ganz typisches Symptom für diese Krankheit.
Die Nieren brauchen einen ständigen Blutdurchfluss. Der garantiert, dass sie gut funktionieren und dass sie Substanzen ausscheiden können, die nicht nur dem Körper, sondern auch den Nieren selbst schaden könnten. Weil die Nierentätigkeit mit zunehmendem Alter abnimmt, sollten ältere und alte Menschen darauf achten, stets viel zu trinken.

Geheimnis Nr. 96

Hilfe für die Nieren: Weniger Fleisch, mehr Wasser.

Unsere leidgeprüfte Bauchspeicheldrüse

Sie ist das bescheidenste aller unserer Organe, beklagt sich nie, tut nie weh. Sie tut stets brav ihre Pflicht, verlässlich, ohne groß aufzufallen.
Die Bauchspeicheldrüse, das Pankreas, produziert verschiedene Substanzen, täglich mehr als einen Liter an Verdauungssaft. Der ist alkalisch, im Gegensatz zum säurereichen Magensaft. Das Pankreas synthetisiert auch Verdauungsenzyme: Lipasen für Fett, Proteasen für die Eiweißverwertung, Amylase für den Abbau von Kohlenhydraten und Nukleasen für die Zerkleinerung von Nukleinsäuren, den Zellkernbestandteilen. Eine ganz besonders wichtige Aufgabe des Pankreas ist die Herstellung zweier Hormone, die unter anderem für einen gleichbleibend gesunden Blutzuckerspiegel sorgen sollen: es handelt sich dabei um Insulin und seinen Gegenspieler Glukagon. Besonders dann, wenn wir viele Kohlenhydrate essen, sekretiert das Pankreas Insulin in den Verdauungssaft. Dieses Hormon

Das Pankreas – wie die Drüse von Medizinern genannt wird – ist gerade mal 16 bis 20 Zentimeter groß und wiegt nur etwa 70 bis 80 Gramm.

schleust die Glukose-Moleküle, die kleinste Einheit der Kohlenhydrate, in Körperzellen ein. Glukose ist dasselbe wie Blutzucker. Wenn wir z. B. ein Stück Streuselkuchen essen, steigt der Blutzuckerspiegel zunächst an. Dann aber schüttet die Bauchspeicheldrüse Insulin aus, das die Glukose in Zellen einbaut. Der Blutzuckerspiegel sinkt also wieder.

Unsere Gehirn- und Nervenzellen akzeptieren praktisch keine andere Nahrung als Glukose. Sie sind also besonders auf einen stets gesunden Blutzuckerspiegel angewiesen. Wenn dieser Spiegel unter einen bestimmten Wert fällt, bleiben Gehirn und Nerven unterversorgt. Je nach Ausmaß des Defizits werden wir dann unruhig, nervös, gereizt, verzagt, ängstlich oder depressiv. Wenn der Spiegel sehr stark absinkt, schüttet die Drüse das Gegenhormon Glukagon aus, das in Leber und Muskeln die letzten Glukose-Reserven freisetzt, das so genannte Glykogen. Daraufhin steigt der Blutzuckerspiegel wieder, Gehirn und Nerven sind besser mit Energie versorgt.

Inzwischen konsumieren wir enorm viele Nahrungsmittel, die dem Pankreas stark zusetzen: raffinierten Zucker, Süßigkeiten, süße

Weder in der Steinzeit noch vor wenigen hundert Jahren haben die Menschen Pankreasprobleme gekannt. Damals gab es ja stets nur naturbelassene Lebensmittel; Fischstäbchen, Pommes frites, Mohrenköpfe oder die Currywurst waren noch nicht erfunden. Es gab kaum Lebensmittel, die der Bauchspeicheldrüse ernsthaft schaden konnten.

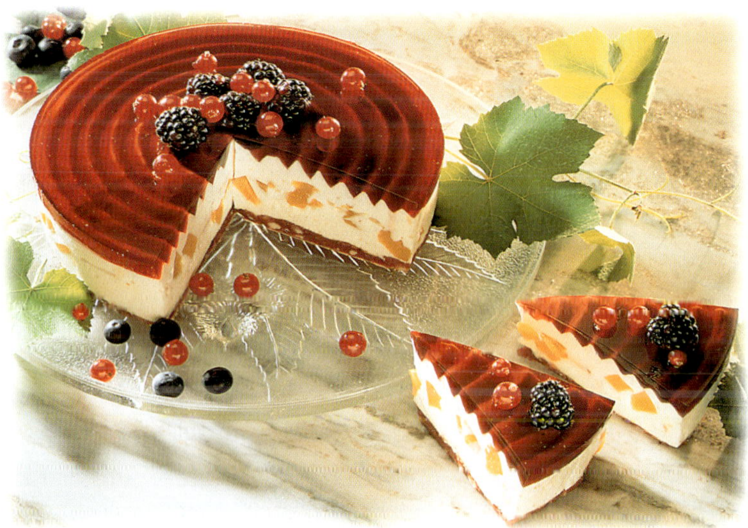

Getränke, helle Mehlprodukte und Teigwaren, polierten Reis, Pizza, Kuchen, Gebäck usw. Die darin enthaltenen sehr kurzkettigen Kohlenhydrate werden im Darm schnell zu Glukose abgebaut und an das Blut übergeben. So steigen Glukose-Konzentrationen steil an, in höchster Eile produziert das Pankreas daraufhin Insulin, um den Überschuss an Blutzucker in Körperzellen einzubauen. Daraufhin sinkt der Blutzuckerspiegel wieder ab, durch die große Menge an Insulin unter einen tieferen Wert als vorher, so dass Gehirn und Nerven erneut unterversorgt sind. Jetzt muss die arme Drüse in Eile ihr Gegenhormon produzieren: Glukagon, das den Blutzuckerspiegel wieder ansteigen lässt.

Erkrankungen des Pankreas sind zumeist ernährungsbedingt.

Dies vollzieht sich in so manchem von uns Tag für Tag, Jahr für Jahr, manchmal jahrzehntelang. Andere Organe würden bei derlei Strapazen schon längst weh tun, sich irgendwie bemerkbar machen. In Form von Sodbrennen im Magen oder Juckreiz auf der Haut. Das Pankreas nicht. Es beklagt sich nicht, tut stets seine Pflicht. Bis es dann irgendwann zu spät ist. Die Erkrankungen oder Störungen der Bauchspeicheldrüse machen sich nämlich irgendwann auf sehr unangenehme Weise bemerkbar und Bauchspeicheldrüsenkrebs gehört zu gefährlichsten Krebsarten überhaupt.

Geheimnis Nr. 97

Keinen Zucker, nichts Süßes, weniger helle Mehlprodukte – dann kann die Bauchspeicheldrüse stets ihre Pflicht tun.

Ein stabiles Immunsystem – der beste Schutz gegen Krankheiten

Einer der einfachsten Mechanismen der Natur ist das stete Wechselspiel von Stress und Immunsystem. Was immer wir tun, wann immer wir denken, bedeutet dies Stress. Ganz egal, ob es nur ein

Lidschlag ist, ein flüchtiger Gedanke, oder ob wir eine Stretchingübung machen oder hinter dem Haus das Holz hacken. Auto fahren, Golf spielen, Urlaubspläne machen, uns verlieben, mit den Kindern spielen – alles ist Stress. Mal unmerklich, mal massiv. Nicht nur Kummer oder Probleme verlangen unserem Körper so einiges ab – auch der Fünfer im Lotto oder die Emotionen einer Liebesbeziehungen. In jedem Fall wirkt Stress schwächend auf Körperzellen, so lange diese nicht durch gesundes Immunsystem geschützt sind.

Stress belastet nicht nur unmittelbar Zellen, sondern kann auch zum Nährstoffräuber werden. Er beansprucht unter Umständen in hohem Maße Eiweiß, Vitamine oder Spurenelemente, die dann den Körperzellen und vor allem dem Immunsystem zusätzlich fehlen.

Bakterien und andere Mikroben werden zu Stressfaktoren, Nahrung zu verdauen, Hunger oder Durst zu verspüren ebenfalls. Je mehr und je länger wir Stress unterworfen sind, desto wichtiger ist es, das Immunsystem zum Bollwerk zu machen, damit die von der Stressbewältigung beanspruchten Zellen niemals wehrlos und verwundbar sind gegenüber krankheitserregenden Mikroorganismen wie Bakterien und Viren oder gegenüber Freien Radikalen.
Unser Immunsystem hat eine komplizierte Gesamtstruktur, es besteht aus vier unterschiedlichen Komponenten:

1) Die Thymus-Drüse ist so etwas wie das Hauptquartier unseres Immunsystems. Sie konditioniert bestimmte weiße Blutzellen: Lymphozyten oder Killerzellen, der Schrecken aller feindseligen Bakterien, Pilze, Viren, Parasiten und anderer krankheitserregender Mikroben. Die Thymus-Drüse hat mit zunehmendem Alter die Tendenz, zu schrumpfen und an Leistungsfähigkeit einzubüßen. Um stark und kräftig zu bleiben, braucht sie vor allem viel Vitamin C (in frischen Früchten), Vitamin E (in Pflanzenölen), Selen und Zink (in Vollkornprodukten) sowie Karotene (in gelben, grünen oder roten Obst- und Gemüsearten. Weitere Tipps finden Sie auch in den vorhergehenden Kapiteln.
2) Weiße Blutzellen sind die Soldaten in unserem Immunsystem. Von ihnen existieren mehrere Unterarten: die Neutrophilen,

Eosinophilen, Basophilen, Monozyten oder Lymphozyten, allesamt mächtige Feinde für alle Krankheitserreger. Damit weiße Blutzellen produziert werden und ihre Aufgaben optimal erfüllen können, sind ausreichend Nährstoffe erforderlich, eine gesunde Basiskost also Bedingung.

3) Die Milz ist ein großartiges Reinigungsorgan. Sie wiegt zwischen 150 und 200 Gramm, baut verbrauchte Immunkörper ab, wäscht sie aus und ersetzt sie durch neue. Die Milz produziert ebenfalls Lymphozyten.
4) Die Lymphe ist eine hellgelbe Flüssigkeit, nichts anderes als das Blutplasma, der wässrige Anteil unseres Bluts. Lymphe tritt aus den allerwinzigsten Blutkapillaren aus und sammelt sich hier zur extrazellulären Flüssigkeit bzw. zur Lymphflüssigkeit, die in eigenen Lymphgefäßen zirkuliert. Die Lymphflüssigkeit sammelt giftige und schädliche Partikel und Substanzen ein und bringt sie zu den Lymphknoten, wo sie zerstört werden.

Geheimnis Nr. 98

Auch unser Immunsystem braucht Immunschutz.

Urinstinkte: Was wir von Tieren und Pflanzen lernen können

Selbst das unscheinbarste Pflänzlein am Straßenrand hätte eigentlich Veranlassung, stolz zu sein. Es verfügt über hundertmal mehr Hormone als wir Menschen. Pflanzenhormone sind auch viel sensitiver als unsere.

Wenn wir weit vor Sonnenaufgang nur pechschwarze Finsternis wahrnehmen, registrieren Pflanzen längst die ersten Photonen, Lichtpartikel, als Sendboten des nahenden Tages. Pflanzen haben zwar kein Gehirn, sie wissen aber trotzdem genau, was rund um sie herum so alles vor sich geht.

Sie haben keine Augen und keine Ohren, aber sie empfinden instinktiv, ob ihnen z. B. andere Pflanzen zu nahe auf den Pelz rücken, oder ob da irgendwelche Insekten in der Nähe sind, die ihnen schaden könnten. In so einem Fall scheiden sie möglicherweise Abwehrgifte aus. Während wir Menschen Temperaturunterschiede so auf ein oder zwei Grad genau abschätzen können, registrieren Pflanzen Temperaturunterschiede von tausendstel Grad. Ihre Empfindsamkeit ist der unsrigen weit überlegen.
Frei lebende Tiere sehen ihre Umwelt mit unglaublicher Wachsamkeit, als einziges großes, aufregendes Abenteuer. Sie sind stets hochkonzentriert, gesteuert von Instinkten, die in jeder Sekunde von Hunderten, Tausenden einzelnen sinnlichen Wahrnehmungen gespeist werden. Wenn eine Katze über eine Wiese oder ein Feld streunt, auf der Suche vielleicht nach einer leckeren Wühlmaus oder einem Maulwurf, nimmt sie unwillkürlich Hunderte feine und feinste Geräusche wahr, das Säuseln des Winds in Furchen, das Rascheln eines einzelnen Blatts am abgemähten Maishalm, ein summendes Insekt. Gleichzeitig registrieren ihre Augen unzählige Einzelheiten, die Nase schnuppert in der Fülle der Gerüche und Düfte nach Spezifischem. Genauso nimmt auch eine Mücke ihre Umgebung bis ins kleinste Detail wahr.
Unsere Babys und heranwachsenden Kinder empfinden die Welt ebenso als aufregendes Abenteuer. Je älter wir werden, desto mehr jedoch werden wir durch Normen und Standards reguliert, denen wir uns unterordnen.
Instinkte werden überflüssig, können unter Umständen eher schaden als nützlich sein. Menschen, die in hohem Maße ihren Instinkten nach leben, gelten mitunter als verschroben. Mit dem Verzicht auf Instinkte geben wir freilich eine erhebliche Lebensqualität preis. Genetisch gesehen, könnten wir die Welt auch weiterhin so aufregend sehen wie unsere Kleinkinder oder wie die Katze im Stoppelfeld.

Die Katze lebt in einer faszinierenden, atemberaubenden Welt. Nie und nimmer möchte sie mit dem meist recht stumpfsinnigen Leben eines durchschnittlichen Mitteleuropäers tauschen.

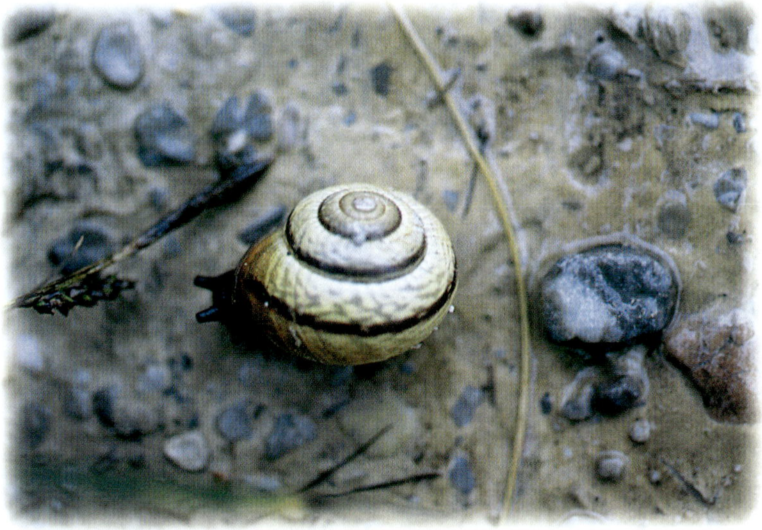

Aus diesem Grunde empfehlen Psychobiologen:

- Auf kleinste, winzigste Dinge in unserer Umgebung achten lernen, Dinge, die uns oft als unbedeutend erscheinen: die feinen Blütenblätter eines Vergissmeinnichts, die winzigen Beinchen eines Marienkäfers, das goldgrüne Funkeln eines Sterns am Nachthimmel.
- Die enorm mannigfaltigen Geschmacksnuancen im Gemüse entdecken. Nahrung auf seine natürlichen Inhaltsstoffe hin abschmecken, nicht immer nur nach dem Diktat von Zucker oder Salz. In der Küche vorwiegend mit Kräutern würzen.
- Zuhören, wie die Natur zu uns redet: das Singen des Winds, Murmeln der Quelle, das Knistern im Waldboden, der Ruf eines fernen Vogels.
- In freier Natur Farbnuancen grüner Pflanzen registrieren. Von keiner Farbe gibt es so viele natürliche Abstufungen wie von der Farbe Grün.
- Beobachten, wie sich abends das Licht verändert, wie es mehr und mehr schwindet, Bäumen, Sträuchern, dem Wasser oder

den Wolken in jeder Minute andere Farben zuteilt. Wie sich die Welt im schwindenden Licht andere Formen und Farben gibt.

- Ab und zu mal über eine Wiese oder ein Stoppelfeld gehen und sich bemühen, wie eine Katze zu empfinden, in der Summe geringfügigster Wahrnehmungen.
- Mehr Neugier und Interesse für Mitmenschen entwickeln. Sie können unser Leben faszinierender und spannender machen.

Geheimnis Nr. 99

Verlorene Instinkte wiedergewinnen – durch schärfere Sinneswahrnehmungen.

Gesündere Organe, bessere Verdauung

- **Unser Verdauungsapparat braucht und liebt naturbelassene Lebensmittel.**
- **Vor den Hauptmahlzeiten etwas Zitronensaft oder Apfelessig, in Wasser verdünnt, trinken. Wirkt als Säurelocker, verbessert die Nahrungsverwertung.**
- **Die Körperzellen stets so füttern, wie wir selbst gefüttert werden wollen.**
- **Die Leber nicht zu sehr mit Gift- und Schadstoffen sowie Fett belasten.**
- **Täglich einen halben Liter mehr trinken – da freuen sich unsere Nieren.**
- **Der Bauchspeicheldrüse zuliebe: auf Zucker, Süßigkeiten und süße Getränke ganz verzichten, seltener helle Mehlprodukte auf den Tisch.**
- **Das Immunsystem zum Bollwerk aufbauen, durch eine gesunde Basiskost und weniger Stress.**
- **Wieder natürliche Instinkte entwickeln, sie verbessern unsere Lebensqualität.**

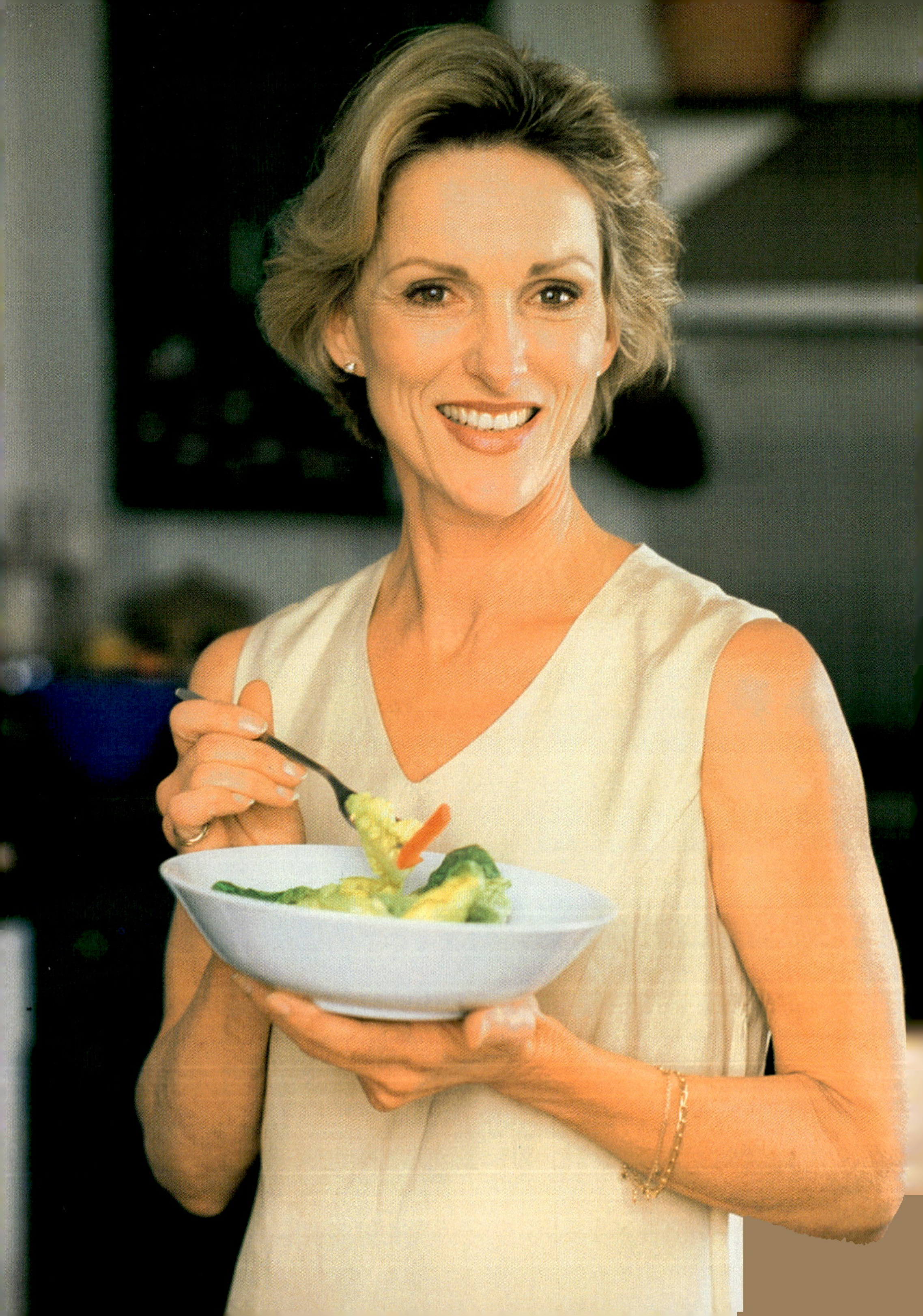

Das neue Ernährungsprogramm

Das 30-Tage-Aufbauprogramm für einen gesunden Körper und eine stabile Psyche

Es ist ganz einfach: Versuchen Sie nur Ihre Ernährung so umzustellen, dass Sie alles, was zu den problematischen Lebensmitteln gehört, stark einschränken oder noch besser ganz weglassen. Bei den 30 gesunden Lebensmitteln jedoch sollten Sie ruhig zulangen. Dabei geht es nicht unbedingt um ein Nahrungsmittel an sich, sondern auch die Art und Weise, wie es zubereitet und gegessen wird. So ist ein Apfel ein wunderbarer Vitaminspender und ein hervorragender Snack so zwischendurch. Auch gegen den Bratapfel aus dem Ofen, gespickt mit Gewürzen und gesüßt mit etwas Honig, ist im Winter nichts einzuwenden, besonders als Alternative zur Sahnecremetorte. Apfelkompott aus dem Supermarkt dagegen enthält ungeheuer viel Zucker aber nur noch wenig Vitamine. Wenn Sie Kartoffeln kochen, dämpfen, zu einem wohlschmeckenden Kartoffelbrei mit nicht zu viel Butter verarbeiten, dann tun Sie sich garantiert etwas Gutes, dagegen sind industriell hergestellte Pommes frites und vor allem Kartoffelchips einfach nur mit Fett getränkte Kalorienbomben. Natürlich können Sie sich auch einmal eine Pizza gönnen: mit einem Teig aus Vollkornmehl, einem würzigen Belag aus viel Gemüse und nur maßvoll mit Fleisch, Salami und Käse belegt.

Wer selber kocht und dabei Fett und Zucker nur sehr zurückhaltend einsetzt, sollte eigentlich keine Probleme haben, sich gesund zu ernähren. Das Argument Zeitmangel gilt dabei nicht, denn die Buchläden sind voll von Kochbüchern mit Rezepten für die schnelle und gesunde Küche. Probieren Sie ab und an einmal etwas Exotisches aus, und variieren Sie, indem Sie Soßen nicht

Auf ein wunderbares Festtagsmahl ab und an sollten Sie nicht verzichten, im Gegenteil. Je mehr Sie Ihre Geschmacksnerven darauf trainieren, anspruchsvoll zu sein und sich an den vielfältigsten Nuancen zu delektieren, umso leichter fällt es Ihnen, die eher eintönige Kost industriell verarbeiteter Lebensmittel mit zu viel Salz und Zucker links liegen zu lassen.

noch mit Butter anreichern, Gemüse lieber schonend dünsten, als es in viel Wasser zu zerkochen und seiner Vitamine zu berauben, die dunklen Nudeln aus Vollkornmehl verwenden. Sie werden sehen, wie befriedigend es sich anfühlt, seinen Magen mit wohlschmeckender, gesunder Kost zu füllen.

Diese 30 Lebensmittel machen alt und krank
Weißbrot, Brötchen
Zucker, Kuchen, Torten
Gebäck, süße Plätzchen oder anderes Backwerk
Schokolade, Pralinen, Eiskrem, Cremespeisen
Schokoriegel bzw. Süßigkeiten überhaupt
Nudeln und andere Teigwaren aus hellem Mehl
Polierter weißer Reis, Pommes frites
Fertig- und Mikrowellengerichte, Dosenkost
Lebensmittel, die viele Konservierungsstoffe enthalten
Wurst, fetter Schinken, fettes Fleisch
Hackfleisch, Hamburger, Geflügelhaut, Hirn, Innereien, Pizza
Fette Majonäse, Dressings und Dips, fette Soßen
Paniertes, Frittiertes, Kartoffelchips und Salzgebäck
Scharfe alkoholische Getränke, Likör, Süßwein
Zuckerhaltige Limonaden, Cola
Zu salzreiche Kost, zu viel starker Kaffee

Diese 30 Lebensmittel sind gesund und schenken uns mehr Jugend und Gesundheit
Obst, Salat, Rohkost, Gemüse, Hülsenfrüchte, Pilze, Kartoffeln
Naturreis, Vollkornprodukte
Eier, Milch, Käse, Quark, Joghurt, Butter
Pflanzenöle, Nüsse, Samen, Kerne, Kastanien, Sprossen
Fisch, mageres Fleisch
Geflügel ohne Haut, Wild, magerer Schinken

Tofu-Produkte, Kräuter, Gewürze, Essig, Trockenfrüchte, Vollkornbrot, Pumpernickel, Getreide-Müsli, Wasser, Mineralwasser, Tee, Kräutertee, Obst- und Gemüsesäfte

10 kerngesunde Frühstücksideen

1) Vollkornmüsli mit Obststücken, Nüssen, Samen und Joghurt, gesüßt mit Honig, Melasse oder Orangensaft
2) Pumpernickel mit Butter, Roastbeef oder kaltem Braten, Gewürzgurke
3) Vollkornbrötchen mit Butter, 1 Ei. 1 kleine Tomate, 10 Oliven, Ziegen- oder Schafskäse, Gurkenscheibchen, Kümmel
4) Banane im Mixer mit kalter oder warmer Milch verquirlt, mit Honig gesüßt, dazu 1 Esslöffel Sonnenblumenkerne
5) Vollkorntoast, Butter, Kräuterkäse oder Quark
6) Avocado. Aufschneiden, Kern entfernen, mit Zitronensaft bespritzen und mit etwas Pfeffer bestreuen. Mit dem Löffel aus der Schale essen. Oder mit klein geschnittener Tomate, Zitrone, Salz, eventuell Knoblauch oder einer kleinen Zwiebel, sowie frischer Petersilie oder frischem Koriander zu einer köstlichen Paste verarbeiten.
7) Vollkornbrot, Butter, Krabben, eine Scheibe Ananas, Mangostückchen
8) Vollkornbrot, Butter, 2 Rühreier, Tomatenscheibchen, Salz, Pfeffer
9) Gebratene Geflügelleber, Vollkorntoast
10) Vollkornbrötchen, Butter, Räucherlachs, Dill

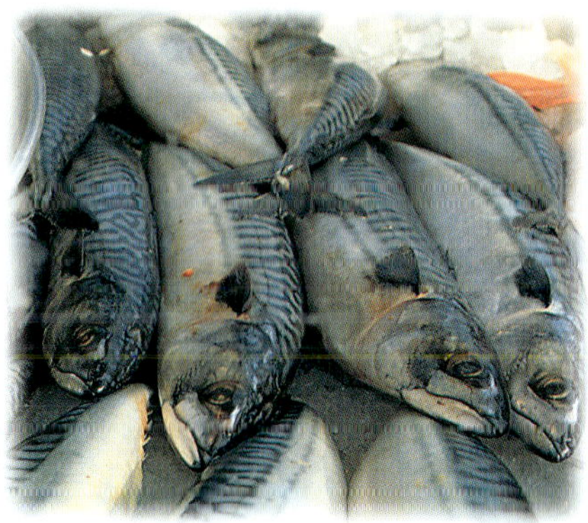

Die besten Zutaten für das Mittagessen

Eiweißreiche Hauptgerichte:

Fisch, z. B. Makrele, Heilbutt, Lachs, Hering, Kabeljau, Forelle

Krabben, Langusten, Hummer
Mageres Fleisch, z. B. Kalb, Beefsteak, Leber, Nieren
Wild, Hähnchen, Ente, Gans, Truthahn
Tofu-Produkte

Vitamin- und Mineralienspender:

Spinat, Brokkoli, Rüben, Karotten, Schwarzwurzel, Kohl, Artischocken, Spargel, Auberginen, Blumenkohl, Rosenkohl, Mangold, Lauch, Erbsen, Linsen, Bohnen, Kohlrabi, Tomaten, Kürbis, Rettich, Sellerie, Fenchel, Sauerkraut, Zwiebeln, Knoblauch, Paprika, Pilze sowie Salate: Endivien, Blattsalat, Chicoree, Eisbergsalat usw.

Kohlenhydratreiche Beilagen:

Kartoffeln, Süßkartoffeln, Naturreis, Mais, Polenta, Vollkornnudeln, Hirse, Buchweizen

10 nährstoffreiche Abendessen

1) Leckerer Rohkostteller mit Eischeibchen, Thunfisch und Pumpernickel
2) Forellenfilet mit Meerrettich, Vollkornbrot und Butter
3) Kleines Kalbsschnitzel, Naturreis, gebratene Tomate, Buttermilch
4) Backkartoffel in Alufolie mit Kräuterkäse und Salat
5) Vollkorntoast mit Butter und reich gewürztem Tatar
6) Mozzarella mit Tomaten, scheibchenweise geschichtet, Basilikum, Essig, Pflanzenöl, dazu Vollkornbrötchen
7) Tomaten-Mais-Salat mit Zwiebeln und Petersilie, selbstgemachter Joghurtsoße, Vollkorntoast, Butter
8) Gegrillter Fisch mit Zitronenscheibchen, Naturreis, Salat
9) Tofu-Würstchen in Kräutersoße, Vollkorntoast, Butter
10) Krabbencocktail mit Diät-Majonäse und exotischen Früchten (z. B. Ananas, Papaya, Kiwi oder Mango), Vollkorntoast

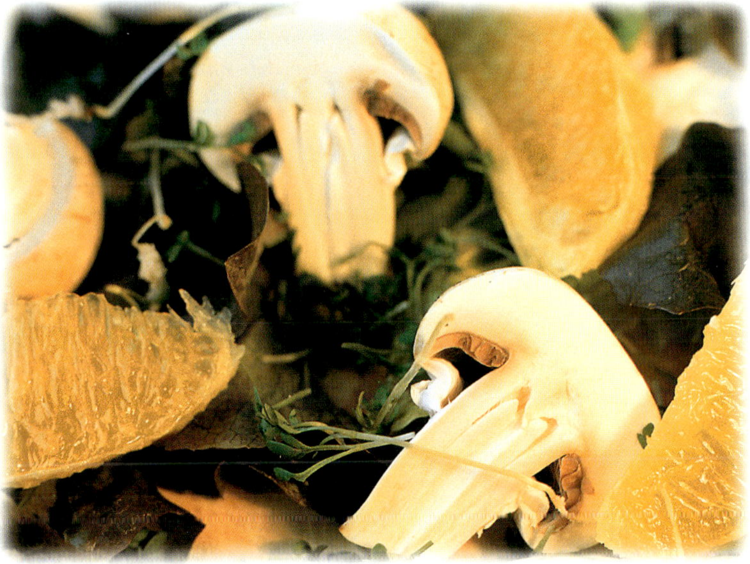

Snacks, die jung und gesund machen

Nüsse, Samen, Kerne, Kastanien

Trockenfrüchte

Banane

Melonenscheibe mit magerem Schinken und Knäckebrot

Tomate, mit Kräuterkäse gefüllt, Vollkorntoast

Pumpernickel mit Butter, mit Eischeibchen belegt, dazu Diät-Majonäse

Apfelreis, mit Honig gesüßt

Bohnensalat mit kleinen Fleischstückchen, Zwiebeln, Vollkorntoast

Bunter Obstsalat

Geraspelte Karotten mit Pflanzenöl, Zitronensaft, Salz, Pfeffer, Petersilie vermengt, Knäckebrot, Butter

Quark mit Apfelstückchen, Zimt und Honig

Vollkornbrot mit Butter, mit Rettich belegt, Salz.

Stichwortverzeichnis

Bildnachweis

IFA Bilderteam, München 10, 14, 18, 90, 106, 121, 142

Paxmann/Teutsch Buchprojekte, München 21, 28, 32, 37, 45, 47, 88, 124, 148, 151, 160, 167, 175, 185, 199, 201

Mauritius, Mittenwald 26, 67

Zefa, Hamburg 30, 34, 52, 70, 85, 140

TomatoVit 40

Archiv Gesundheit, Berlin 35, 48, 55, 58, 93

Norbert Vogel, Eichwalde 42

Bavaria Bildagentur, Gauting 49, 64, 78, 158, 178, 189, 196

CMA, Bonn 61

Marianne Schiffl- Deiler, München 75, 194

Miguel Perez, München 81

Image Bank, Berlin 103

Wolfgang Schedler, Strausberg 112

Medical Art Sevice, München 162, 182

Wellness - Wohlbefinden pur

❑ Wellness-Weisheiten für die ganze Familie; für ein lebendiges, harmonisches und kreatives Miteinander.

ISBN 3-333-01068-2

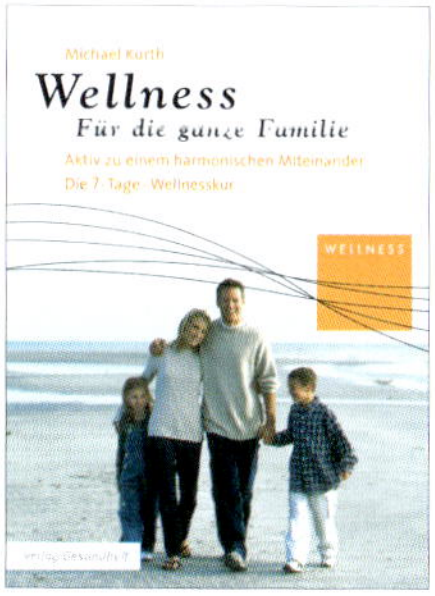

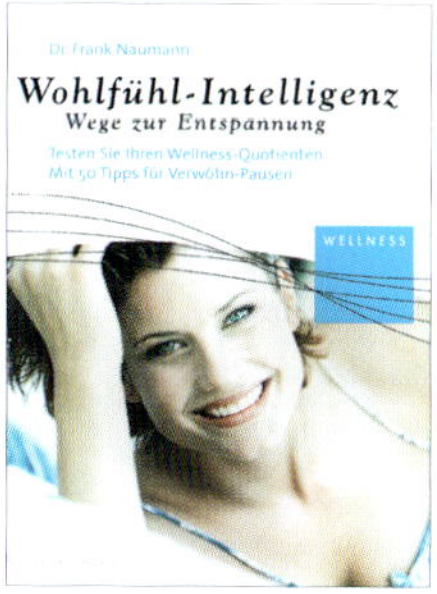

❑ Wohlfühl-Quellen stecken im Kopf. Testen Sie Ihren Wohlfühl-Quotienten und entdecken Sie Ihre Glückspotenziale.

ISBN 3-333-01081-x

❑ Fit- und Schönmacher, die man essen kann. Nützliche Informationen und tolle Tipps für ein erfolgreiches Gesundheits- und Beauty-Management.

ISBN 3-333-01067-4

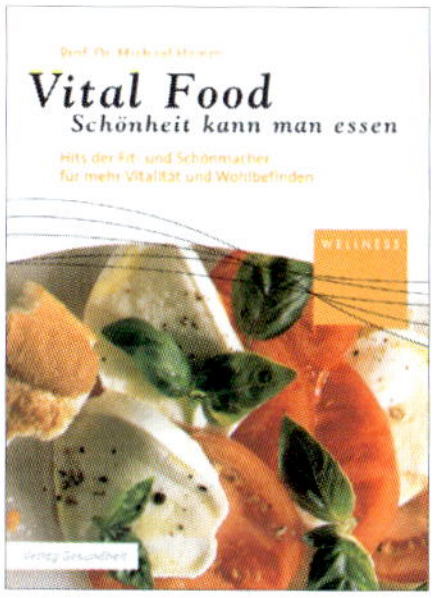

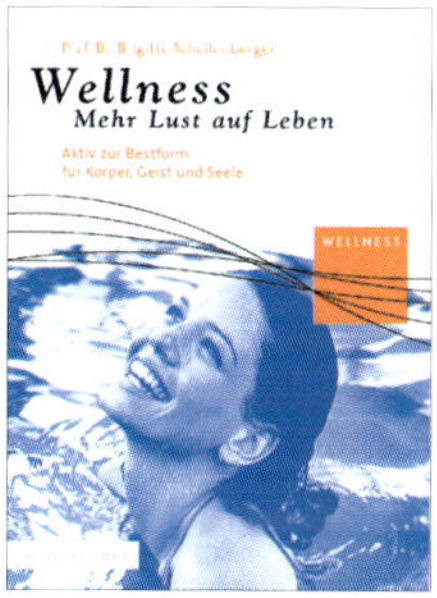

❑ Ein ganzheitliches Rund-um-Wellness-Programm für mehr Kondition und Ausdauer, zur besseren Entspannung und Stress-bewältigung.

ISBN 3-333-01065-8

❑ Geheimnisse ganzheitlicher Schönheitspflege: Haut- und Haarpflege, Ernährung, wirksames Entspannen, Bodytraining und dekorative Kosmetik.

ISBN 3-333-01069-0

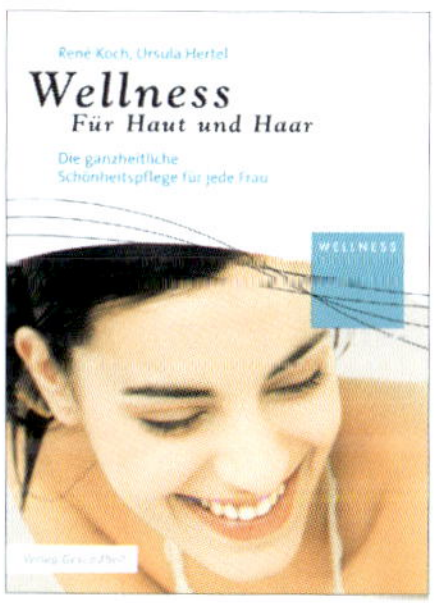

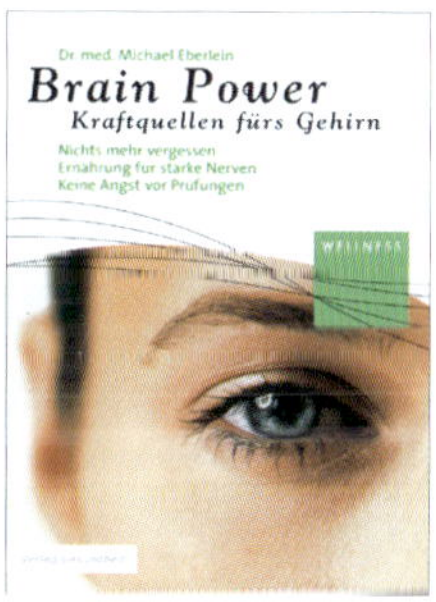

❑ Nichts mehr vergessen. Ein kompetenter Ratgeber für alle, die in entscheidenden Situationen ihr Bestes geben wollen.

ISBN 3-333-01066 6

VG Verlag Gesundheit

Econ Ullstein List Verlag GmbH & Co. KG, Berlin und München
Dieses Buch ist im Verlag Gesundheit erschienen.

Die Verwertung der Texte und Bilder, auch auszugsweise, ist
ohne Zustimmung des Verlages urheberrechtswidrig und strafbar.
Dies gilt auch für Vervielfältigungen, Mikroverfilmungen und
für die Verarbeitung mit elektronischen Systemen.
Die Ratschläge in diesem Buch sind von Herausgeber und Verlag sorgfältig erwogen
und geprüft, dennoch kann eine Garantie nicht übernommen werden. Eine Haftung
des Herausgebers bzw. des Verlages und seiner Beauftragten für Personen-, Sach-
und Vermögensschäden ist ausgeschlossen.

Umschlaggestaltung: Bauer + Möhring, Berlin
Umschlagfoto: Bavaria, Düsseldorf
Lithos: Paxmann/Teutsch Buchprojekte, München
Druck und Verarbeitung: Polygraf Print, Prešov
Gestaltung und DTP: Paxmann/Teutsch Buchprojekte, München

Printed in Slovakia

ISBN 3-333-01084-4

Gedruckt auf alterungsbeständigem Papier
mit chlorfrei gebleichtem Zellstoff